Pleje af

brandsårsenhed

den komplette guide

Freja Madsen

Indholdsfortegnelse

« *Hver patient på brandsårsafdelingen er en føniks, der rejser sig fra asken med en styrke og beslutsomhed, som kun de, der har været igennem ilden, kan forstå.* »

Kapitel 1

INTRODUKTION TIL BRANDSÅRSAFDELINGEN

Historie og udvikling
behandling af forbrændinger

Behandlingen af forbrændinger gennem tiderne afspejler både menneskehedens rejse i at forstå menneskekroppen og vores opfindsomhed i at helbrede og genoprette den. Denne ældgamle søgen efter helbredelse er lige så gammel som menneskeheden selv. Hver æra, hver kultur, har haft sin egen måde at opfatte og behandle forbrændinger på, og denne historie er fascinerende.

I oldtiden, længe før vi forstod videnskaben bag infektioner eller betydningen af infertilitet, var behandlingerne baseret på naturlige midler og traditioner. Egypterne brugte for eksempel salver lavet af honning, harpiks og andre medicinske planter til at behandle forbrændinger. Ud over deres helbredende egenskaber mente man, at disse stoffer kunne afværge onde ånder. Hippokrates, lægevidenskabens fader, anbefalede brugen af salver til at beskytte og fugte forbrændt hud.

Efterhånden som civilisationen udviklede sig, begyndte kirurgi at spille en rolle i behandlingen af alvorlige forbrændinger. Det var dog først i moderne tid, med lægevidenskabens indtog, at der blev gjort betydelige fremskridt. Forståelsen af vigtigheden af sterilitet ændrede for eksempel radikalt tilgangen til behandling.

Under verdenskrigene i det 20. århundrede, hvor man stod over for et hidtil uset antal forbrændinger forårsaget af eksplosioner og brande, blev behovet for at forbedre behandlingsteknikkerne bydende nødvendigt. Det var i denne periode, at den første hudbank blev oprettet, og de første hudtransplantationer blev udført. Forskningen gjorde også store fremskridt i forståelsen af forbrændingers fysiologi, hvilket førte til bedre genoplivnings- og plejeteknikker.

I de seneste årtier har teknologien åbnet op for nye horisonter. Intelligente forbindinger, der kan frigive medicin over en længere periode, stamceller til at regenerere hud og endda 3D-printere til at skabe hudtransplantationer - alle innovationer, der var utænkelige for et århundrede siden.

Denne rejse gennem tiden, fra ældgamle remedier baseret på tradition til moderne løsninger baseret på videnskab, illustrerer ikke kun vores udvikling som medicinsk samfund, men også vores urokkelige engagement i helbredelse, smertelindring og genoprettelse af håb.

Den afgørende betydning brandsårsafdelingen

Der er visse afdelinger i den medicinske verden, hvis rolle er så specifik og delikat, at de næsten bliver hellige i deres mission. Brandsårsafdelingen er en af disse bastioner for håb og helbredelse, hvor hver operation er et kapløb med tiden, en delikat dans mellem videnskab, kunst og medfølelse.

Forbrændinger, især de alvorlige, kan forårsage uoprettelige skader, ikke kun på huden, men også på det underliggende væv, muskler, sener og endda knogler. Dette går langt ud over den fysiske smerte. De psykologiske, følelsesmæssige og sociale konsekvenser af at leve med en alvorlig forbrænding er dybe. Vansiring, tab af mobilitet, følelsesmæssige ar - alle disse konsekvenser kræver en holistisk tilgang til behandling og rehabilitering.

Det er her, brandsårsafdelingen kommer ind i billedet. Det er ikke bare et sted, hvor fysiske skader behandles. Det er et fristed, hvor et tværfagligt team - kirurger, sygeplejersker, psykologer, ergoterapeuter og andre - mødes for at give patienterne ikke bare en chance for at overleve, men også for at genvinde livskvaliteten.

På denne afdeling tæller hver eneste detalje. Præcis væskebehandling for at undgå chok; forebyggelse af infektioner, som kan være fatale i et miljø, hvor hudens første forsvarslinje er kompromitteret; hudtransplantation for at genoprette den beskyttende barriere; fysioterapi for at genvinde mobiliteten; og psykologisk intervention for at hjælpe patienterne med at genopbygge deres selvværd og møde verden med deres ar - alt dette er en del af det daglige liv på brandsårsafdelingen.

Men ud over videnskab og teknologi er denne service et vidnesbyrd om den menneskelige ånds modstandskraft. Hver patient, der kommer ind med skader, er en påmindelse om vores sårbarhed, men hver patient, der kommer ud helbredt, er et bevis på vores evne til at overvinde, tilpasse os og blive genfødt.

Betydningen af brandsårsafdelingen måles ikke kun i antal reddede liv, men også i antal forvandlede liv, genoprettede håb og fornyede drømme. Det er et fyrtårn af menneskelighed inden for den medicinske verden, der illustrerer, hvad vi kan opnå, når videnskab, medfølelse og beslutsomhed mødes.

Mission og vision
af sygeplejersken i denne afdeling

I hjertet af brandsårsafdelingen spiller sygeplejersken en central rolle, ikke kun som vogter af patientens helbred, men også som guide, støtte og allieret i helingsprocessen. Sygeplejerskens mission og vision på denne afdeling afspejler et dybt engagement i patientens holistiske velbefindende.

<u>Mission:</u>
Sygeplejerskens primære opgave på brandsårsafdelingen er at yde medicinsk pleje af høj kvalitet med fokus på patientens sikkerhed og komfort. De sørger for kontinuerlig overvågning, administrerer ordinerede behandlinger, forebygger potentielle komplikationer og griber hurtigt ind, hvis der sker ændringer i patientens helbredstilstand. Sygeplejersken er også en vigtig kommunikator, der fungerer som et bindeled mellem patienten, familien og det medicinske team og sikrer optimal koordinering af plejen.
Men sygeplejerskens mission rækker ud over de medicinske indgreb. Takket være deres konstante nærhed til patienten er sygeplejerskerne ofte de første til at genkende og reagere på følelsesmæssige og psykologiske behov. I et miljø, hvor patienterne konfronteres med intens smerte, frygt og usikkerhed, tilbyder sygeplejersken et opmærksomt øre, en beroligende hånd og et medfølende hjerte.

<u>Vision :</u>
Sygeplejerskens vision rækker ud over hospitalsstuen. Den forestiller sig en verden, hvor alle patienter, på trods af modgang og traumer, kan vende tilbage til et liv fuld af værdighed, funktionalitet og glæde. For at opnå denne vision stræber sygeplejersker konstant efter at forbedre deres færdigheder, holde sig ajour med de seneste fremskridt inden for brandsårspleje og fremme en kultur af ekspertise og empati inden for plejeteamet.

Denne vision omfatter også vigtigheden af uddannelse og forebyggelse. Som undervisere spiller sygeplejersker en afgørende rolle i at lære patienter og deres familier om hjemmepleje, genoptræning og forebyggelse af fremtidige skader.

Kernen i denne mission og vision er en urokkelig forpligtelse over for menneskeheden. For brandsårssygeplejersken er hver dag en mulighed for at kombinere videnskab med medfølelse, dygtighed med omsorg, med det ultimative mål at genoprette ikke bare patientens fysiske helbred, men også deres sind og sjæl.

Kapitel 2

GRUNDLÆGGENDE FORSTÅELSE AF FORBRÆNDINGER

Klassificering af forbrændinger

• Førstegradsforbrændinger

Huden er vores første forsvarslinje mod ydre aggressioner og fungerer både som en fysisk barriere og en følsom sensor. Forbrændinger er skader, der helt eller delvist kan påvirke disse funktioner, afhængigt af hvor alvorlige de er. Af de forskellige klassifikationer af forbrændinger er førstegradsforbrændinger de mest overfladiske, men det betyder ikke, at de skal negligeres eller tages let på.

Funktioner :
Førstegradsforbrændinger påvirker kun det yderste lag af huden, epidermis. De er generelt karakteriseret ved :
- Rødme af huden (erytem).
- Mild til moderat smerte, ofte beskrevet som en brændende eller prikkende fornemmelse.
- Tør, vablerfri hud.
- Øget følsomhed i det berørte område.

Den mest almindelige årsag til denne type forbrænding er kortvarig eksponering for en varmekilde, såsom solskoldning, kontakt med varmt vand eller et kortvarigt møde med en flamme eller en opvarmet overflade.

Behandling :
- **Øjeblikkelig afkøling:** Efter en førstegradsforbrænding er det vigtigt at afkøle det berørte område. Dette kan gøres ved forsigtigt at køre det forbrændte område under koldt vand i flere minutter.
- **Undgå direkte påføring af is:** Selvom afkøling er afgørende, kan direkte påføring af is forårsage yderligere skade på huden.
- **Fugt og pleje:** Påføring af en fugtgivende lotion eller aloe vera-gel kan hjælpe med at lindre smerten og forhindre huden i at skalle af.

- **Undgå eksponering: Det** er tilrådeligt at beskytte det forbrændte område mod solen og andre varmekilder, mens det heler.

<u>Forløb og prognose :</u>
Førstegradsforbrændinger er generelt godartede og heler af sig selv i løbet af et par dage. Huden kan skalle af under helingsprocessen, men det bør ikke være en grund til bekymring. Men hvis forbrændingen er omfattende, især i tilfælde af solskoldning over en stor del af kroppen, er det vigtigt at konsultere en sundhedsfaglig person. Desuden bør enhver forbrænding i ansigtet, på hænder, fødder eller kønsorganer vurderes af en professionel, også selv om den virker overfladisk.

Selvom førstegradsforbrændinger er de mindst alvorlige i klassifikationen af forbrændinger, sikrer korrekt behandling og opmærksomhed på tegn på komplikationer hurtig helbredelse uden eftervirkninger.

• Andengradsforbrændinger

Det er rigtigt, at alle forbrændinger fører til en forstyrrelse af hudens integritet, men andengradsforbrændinger er på grund af deres natur en særlig udfordring. De påvirker ikke kun epidermis, men også en del af eller hele dermis, hudlaget lige nedenunder. Andengradsforbrændinger er ofte mere smertefulde og giver større risiko for komplikationer end førstegradsforbrændinger.

<u>Funktioner :</u>
Andengradsforbrændinger er kendetegnet ved :
- Fremkomsten af blærer på huden.
- Intens rødme.
- Tydelig smerte.
- Huden kan virke skinnende eller fugtig på grund af væsken i blærerne.

- Øget følsomhed.

<u>Almindelige årsager:</u>
Årsagerne til disse forbrændinger kan variere: længerevarende kontakt med en flamme, varmt vand eller væsker, elektrisk kontakt, kemiske reaktioner eller længerevarende udsættelse for solen.

<u>Behandling :</u>
- **Afkøling:** Som ved førstegradsforbrændinger er det afgørende at afkøle det berørte område ved at køre det under koldt vand i mindst 10 minutter.
- **Beskyttelse af forbrændingen:** Når forbrændingen er afkølet, er det vigtigt at beskytte den for at forhindre infektion. Det kan gøres ved hjælp af steril plastfilm eller en ikke-klæbende forbinding.
- **Stik ikke hul på blærer:** Selvom de kan være ubehagelige, spiller blærer en beskyttende rolle. Deres væske er steril og fungerer som en pude mod gnidning og ydre aggression.
- **Smertestillende medicin:** Andengradsforbrændinger kan være meget smertefulde, og smertestillende medicin kan hjælpe med at lindre smerten.
- **Fugt:** Efter et par dage, når helingen er begyndt, kan regelmæssig fugtning af området hjælpe med at forhindre afskalning og kløe.

<u>Forløb og prognose :</u>
Andengradsforbrændinger kræver omhyggelig overvågning for at opdage eventuelle komplikationer, især infektioner. Helingen kan tage fra et par dage til et par uger, afhængigt af forbrændingens dybde. Dybe andengradsforbrændinger kan efterlade ar, og derfor er det vigtigt at konsultere en professionel for at vurdere forbrændingens sværhedsgrad.

Selvom andengradsforbrændinger er mere alvorlige end førstegradsforbrændinger, kan korrekt behandling, regelmæssig opfølgning og forebyggelse af komplikationer være med til at sikre optimal heling.

• Tredjegradsforbrændinger

Tredjegradsforbrændinger er en af de alvorligste skader, huden kan udsættes for. De trænger igennem hele hudens tykkelse og ødelægger ikke kun overhuden og læderhuden, men når også ofte ind til underliggende væv som fedt, sener og nogle gange endda knogler.

Funktioner :
I modsætning til mindre alvorlige forbrændinger er tredjegradsforbrændinger kendetegnet ved :
Hud, der kan se hvidlig, forkullet eller mørk ud.
En læderagtig eller voksagtig tekstur.
Manglende følsomhed i det berørte område på grund af ødelæggelsen af nerveenderne.
Ingen vabler.

Almindelige årsager:
Tredjegradsforbrændinger forårsages som regel af langvarig kontakt med en flamme, ætsende kemikalier, elektrisk strøm eller ekstremt varme væsker.

Behandling :
Medicinsk nødsituation:
Tredjegradsforbrændinger kræver øjeblikkelig lægehjælp. Det første skridt er at ringe til alarmcentralen eller tage til den nærmeste brandsårsafdeling.

Fjern ikke tøj, der sidder fast: Hvis tøjet er smeltet eller sidder fast på brandsåret, må du ikke forsøge at fjerne det.

Undgå hydrering: I modsætning til mindre alvorlige forbrændinger anbefales det ikke at køle en tredjegradsforbrænding med vand, da det kan forværre skaden eller forårsage chok.

Beskyttelse mod infektion: På grund af forbrændingens alvorlighed er det afgørende at beskytte den mod forurening, indtil medicinsk indgriben kan finde sted.

Forløb og prognose :

Behandlingen af tredjegradsforbrændinger er ofte kompleks. Det kræver generelt hospitalsindlæggelse, kirurgiske indgreb som hudtransplantationer og en lang periode med genoptræning. Risikoen for infektion er meget høj, og det er en af de største bekymringer i behandlingsprocessen.

Ardannelse er næsten altid en konsekvens af disse forbrændinger, og det kan være nødvendigt med fysioterapi for at opretholde mobiliteten i det berørte område. På grund af de psykologiske konsekvenser af sådanne skader kan patienten desuden have gavn af psykologisk støtte eller terapi.

Selvom tredjegradsforbrændinger er alvorlige og ofte traumatiske, er de ikke uoverstigelige. Med medicinske fremskridt, støtte fra plejeteams og patientens modstandsdygtighed er det muligt at komme sig, om end det tager lang tid.

• Forbrændinger af fjerde grad

Fjerdegradsforbrændinger er de mest alvorlige og dybeste af alle forbrændingsklassifikationer. De påvirker ikke kun alle lag af huden, men også underliggende strukturer som muskler, sener og nogle gange endda knogler.

<u>Funktioner :</u>
Alvorligheden af fjerdegradsforbrændinger fremgår af følgende symptomer:

Forkullet hud, som kan være sort eller kulagtig.
Hård eller knasende tekstur i det berørte område.
Total mangel på følsomhed på grund af fuldstændig ødelæggelse af nerverne.
I nogle tilfælde kan knoglen være synlig.

<u>Almindelige årsager:</u>
Disse forbrændinger kan forårsages af elektrisk stød, langvarig eksponering for flammer eller stærkt ætsende kemikalier, og nogle gange endda ekstremt kolde temperaturer (dyb forfrysning).

<u>Behandling :</u>

Akut lægehjælp : I tilfælde af en fjerdegradsforbrænding er akut lægehjælp helt afgørende. Personen skal straks bringes til et center, der er specialiseret i behandling af forbrændinger.

Undgå at røre ved eller forsøge at behandle brandsåret: I betragtning af hvor alvorlig læsionen er, er det bedst at undgå enhver uprofessionel indgriben.

Undgå vand: Som ved tredjegradsforbrændinger må du ikke forsøge at køle forbrændingen med vand.

Dæk området til: Hvis det er muligt, så dæk forbrændingen til med en steril klud eller en ren bandage for at beskytte den, mens du venter på lægehjælp.

<u>Forløb og prognose :</u>
Fjerdegradsforbrændinger er komplekse skader, der kræver flere kirurgiske indgreb, herunder amputationer eller knogletransplantationer. Selv med passende medicinsk indgriben kan eftervirkningerne være permanente, såsom tab af funktion af en kropsdel, dybe ar eller deformiteter.

Behandlingen er ikke begrænset til den akutte fase. Patienterne kan have brug for langvarig genoptræning, intensiv fysioterapi og psykologisk støtte for at overvinde traumet efter skaden.

Når man står over for en forbrænding af denne størrelsesorden, lægges der ikke kun vægt på fysisk helbredelse, men også på psykologisk og social støtte for at hjælpe patienterne med at reintegrere sig i samfundet og genvinde en følelse af normalitet i deres liv. Modstandsdygtighed, familiestøtte og et dedikeret medicinsk team er afgørende for at navigere på den lange vej mod helbredelse.

Almindelige årsager
alvorlige forbrændinger

Alvorlige forbrændinger kan opstå af mange forskellige årsager, men nogle årsager er mere almindelige end andre. At forstå disse årsager er ikke kun vigtigt for behandlingen, men også for forebyggelsen.

Flammer og ild :
> **Ulykker i hjemmet:** De kan skyldes køkkenbrande, spildte stearinlys eller uforsigtig håndtering af brændbart materiale.
> **Industrielle ulykker:** Eksplosioner eller ukontrollerede brande på industriområder kan forårsage alvorlige forbrændinger hos arbejderne.
> **Køretøjer:** Ulykker, der involverer biler eller andre køretøjer, kan nogle gange forårsage brande, hvor ofrene udsættes for åbne flammer.

Varme væsker (skoldning) :

Ofte forbundet med ulykker i hjemmet som spild af kogende vand, supper eller madolie.

I industrimiljøer kan lækager af væsker eller dampe under tryk også forårsage forbrændinger.

Kemiske produkter :

Syrer og baser: Findes hovedsageligt i laboratorier, industrianlæg og endda nogle husholdningsprodukter.

Reagenser: Nogle kemikalier kan reagere voldsomt med andre stoffer, eller når de udsættes for luft eller vand.

Giftige gasser: Indånding af kemiske gasser kan brænde de indre luftveje.

Elektrisk stød :

Ulykker i hjemmet: Forårsaget af defekte elektriske installationer eller usikker håndtering af elektriske apparater.

Arbejdsulykker: Arbejdstagere kan komme i kontakt med højspændingsledninger eller strømførende udstyr.

Stråling :

Langvarig udsættelse for solen: Dette kan forårsage forbrændinger, især i meget solrige omgivelser, eller hvis man udsættes for solen uden tilstrækkelig beskyttelse.

Ioniserende stråling: I meget specifikke sammenhænge, som f.eks. industriel radiografi eller visse medicinske procedurer, kan ubeskyttet eksponering forårsage forbrændinger.

Kontakt med ekstremt varme overflader:

Det kan være komfurer, strygejern, motorudstødningsrør eller andre opvarmede overflader.

Ekstrem kulde (forfrysninger) :
Selvom de ikke altid klassificeres som "forbrændinger" i traditionel forstand, er forfrysninger teknisk set en forbrænding forårsaget af kulde. De kan opstå ved længere tids udsættelse for frostgrader uden tilstrækkelig beskyttelse.

Viden om de almindelige årsager til alvorlige forbrændinger er afgørende for sygeplejersker, da det muliggør hurtig vurdering af situationen, passende behandling og forebyggelse af mulige komplikationer. Men ud over behandling er bevidstgørelse om disse årsager også et effektivt værktøj til at forebygge og reducere antallet af forbrændingsrelaterede ulykker.

Patofysiologi ved forbrændinger

Forbrændingspatofysiologi beskriver de biologiske forandringer og mekanismer, der opstår på det cellulære og systemiske niveau efter en forbrændingsskade. Denne viden er grundlæggende for at forstå sværhedsgraden af forbrændinger og for at etablere en effektiv behandlingsplan.

Umiddelbar reaktion (lokal inflammatorisk respons):
Indledende vasokonstriktion: Umiddelbart efter forbrændingen trækker blodkarrene i det berørte område sig midlertidigt sammen.
Vasodilatation: Hurtigt efterfulgt af udvidelse af blodkarrene, hvilket fører til rødme, varme og ødem.
Frigivelse af inflammatoriske mediatorer: Beskadigede celler frigiver stoffer som histaminer, cytokiner og prostaglandiner, som forstærker den inflammatoriske reaktion.

Cellulær skade :

Proteindenaturering: Varme får celleproteiner til at koagulere, hvilket fører til celledød.

Membrandisintegration: Cellemembranen kan blive kompromitteret, hvilket medfører frigivelse af enzymer og andre intracellulære komponenter i det omgivende væv.

Forbrændingszoner (i henhold til Jacksons koncentriske zoneteori) :

Koagulationszone: Ligger i midten af brandsåret og er det mest beskadigede område, hvor cellerne er døde.

Zone med iskæmi (eller stase): Cellerne her er beskadigede, men ikke døde. Med den rette behandling kan de overleve.

Zone med hyperæmi: Dette er den perifere zone, hvor cellerne er blevet påvirket af forbrændingen, men sandsynligvis vil komme sig uden indgriben.

Systemisk reaktion :

Systemisk inflammatorisk respons: Ved omfattende forbrændinger er inflammationen ikke begrænset til det forbrændte område. Inflammatoriske mediatorer frigives i kredsløbet, hvilket kan føre til en inflammatorisk reaktion i hele kroppen.

Kompromitteret immunrespons: Forbrændinger kan påvirke kroppens evne til at bekæmpe infektioner, hvilket øger risikoen for sekundære infektioner.

Væskebalance: Alvorlige forbrændinger kan føre til et betydeligt væsketab, som kræver rehydrering.

Komplikationer på lang sigt :

Heling: Helingen af forbrændinger kan føre til dannelsen af hypertrofiske eller keloide ar.

Funktionelle begrænsninger: Dybe forbrændinger kan påvirke sener, muskler og led, hvilket begrænser bevægeligheden.

Dyspigmentering: Forbrændte områder kan hele med ændret pigmentering, enten mørkere eller lysere end den omgivende hud.

Det er vigtigt for sygeplejersker og andet sundhedspersonale at forstå patofysiologien ved forbrændinger. Det hjælper dem med at forudse patienternes behov, overvåge potentielle komplikationer og etablere effektive plejestrategier for at forbedre resultaterne.

Kapitel 3

29

SYGEPLEJERSKENS ROLLE:
FØRSTE KONTAKT
OG INDLEDENDE
VURDERING

At byde patienten velkommen:
Første blik og psykologisk støtte

Modtagelsen af en patient med forbrændinger er et afgørende øjeblik i plejen. Den første kontakt med plejepersonalet kan have en betydelig indflydelse på patientens opfattelse af sin situation og sin følelsesmæssige tilstand. I denne sammenhæng er sygeplejerskens rolle afgørende.

- Indledende vurdering :
    - **Sikkerhed:** Det første skridt er at sikre, at patienten er i sikkerhed, og at årsagen til forbrændingen er blevet fjernet.
    - **Medicinsk vurdering: Først og fremmest** skal sygeplejersken hurtigt vurdere forbrændingens sværhedsgrad, luftveje, vejrtrækning og kredsløb samt graden af smerte.
- Empatisk kommunikation :
    - **Få øjenkontakt:** Beroligende øjenkontakt kan hjælpe med at opbygge tillid.
    - **Aktiv lytning:** Sygeplejerskerne skal lytte opmærksomt til patienterne og give dem mulighed for at udtrykke deres bekymringer og smerte.
    - **Kropssprog:** En åben, opmærksom kropsholdning viser patienterne, at der bliver taget hånd om dem og lyttet til dem.
- Psykologisk støtte :
    - **Beroligelse:** Informere patienten om, at der bliver gjort alt for at passe på ham eller hende. Klarhed over de kommende skridt kan reducere angsten.
    - **Validering:** Anerkendelse af patientens smerte og lidelse uden at bagatellisere deres følelser.

Orientering: At forklare patienten, hvor de er, hvad der nu skal ske, og hvem der er der til at støtte dem.

Vurdering af mentalt velbefindende :

Hurtig screening: Identificer hurtigt tegn på akut følelsesmæssig eller psykologisk lidelse, såsom agitation, forvirring eller apati.

Teamstøtte: Inddrag psykologer eller psykiatere, så snart det er nødvendigt for at vurdere og gribe ind i tilfælde af følelsesmæssige traumer.

Familie og venner :

Kommunikation: At informere familien om patientens tilstand og de næste skridt.

Støtte: At genkende og reagere på den følelsesmæssige nød hos de nærmeste, som også kan have brug for støtte.

Langsigtet   overvågning :

Terapi: Alvorlige forbrændinger kan føre til traumer efter forbrændingen. Terapi kan hjælpe med at håndtere stress, depression og andre følelsesmæssige reaktioner.

Støttegrupper: Støttegrupper kan give brandsårsofre en platform, hvor de kan dele deres erfaringer og udfordringer.

At byde et brandsårsoffer velkommen er meget mere end en simpel medicinsk vurdering. Det er starten på et tillidsforhold, følelsesmæssig støtte og en bekræftelse af, at patienten er i et miljø, hvor de vil blive passet på, respekteret og støttet gennem hele deres rekonvalescens.

Vurdering af sværhedsgrad: Kroppens overfladeareal og dybde

At bestemme sværhedsgraden af en forbrænding er afgørende for at styre den terapeutiske behandling og forudse potentielle komplikationer. To væsentlige aspekter skal tages i betragtning: Forbrændingens omfang, ofte udtrykt som en procentdel af det samlede forbrændte kropsoverfladeareal (TSA), og forbrændingens dybde.

- Vurdering af den berørte kropsoverflade:
  - **9-reglen: En** almindeligt anvendt teknik til hurtigt at estimere forbrændt TSS hos voksne. Kropsoverfladen inddeles i flere regioner, der hver repræsenterer ca. 9% (eller et multiplum af 9%) af den samlede TSS.
  - Hoved og hals: 9%.
    - Hver arm: 9
    - Brystkasse: 18
    - Ryg: 18
    - Hvert ben: 18
    - Perinealområdet: 1%.
  - **Palmar-metoden:** Bruger overfladearealet af patientens håndflade (ikke medregnet fingrene) til at repræsentere ca. 1% af TBS.
  - **Pædiatri:** Proportionerne er forskellige hos børn. Derfor bruger man specifikke kort (såsom Lund og Browder-diagrammet) til at estimere TSC-forbrændingen hos børn.
- Vurdering af forbrændingens dybde :
  - Førstegradsforbrænding :
    - Påvirker kun overhuden.
    - Rødme, smerte, let hævelse.
    - Heler på et par dage uden ardannelse.
  - Andengradsforbrænding :

Påvirker overhuden og en del af eller hele læderhuden.

Kan være overfladiske (røde, smertefulde, blæredannende) eller dybe (hvidlige eller plettede, mindre smertefulde).

Kræver pleje for at forhindre infektion og reducere ardannelse.

Tredje grads forbrænding :

Fuldstændig ødelæggelse af epidermis og dermis.

Hvidt, brunt eller sortagtigt udseende.

Ufølsom over for berøring. Kræver ofte hudtransplantation.

Fjerde grads forbrænding:

Trænger ind i subkutane strukturer som muskler, sener og endda knogler.

Forkullet udseende.

Operation og langvarig genoptræning er ofte nødvendig.

Overvejelse af skærpende faktorer:

Placering: Forbrændinger i ansigtet, på hænder, fødder, led eller kønsorganer kan kræve særlig opmærksomhed.

Alder: Børn og ældre kan have en mere alvorlig reaktion og en langsommere bedring.

Andre traumer: Patienter med forbrændinger i forbindelse med andre traumer, som f.eks. brud, kan have flere komplikationer.

Underliggende medicinske tilstande: Tilstande som diabetes eller hjerte-kar-sygdomme kan påvirke sværhedsgraden af forbrændingen og reaktionen på behandlingen.

Evnen til nøjagtigt at vurdere omfanget og dybden af en forbrænding er afgørende for at definere en optimal behandlingsplan. Det gør det muligt at justere væskebehovet, forudse kirurgiske behov og styre sygeplejen under hele genoptræningen.

Udarbejdelse af en indledende plejeplan

Udarbejdelsen af en indledende plejeplan for en brandsårspatient er et afgørende skridt, der ikke kun bestemmer øjeblikkelige indgreb, men også pleje på mellemlang og lang sigt. Denne plan udarbejdes på baggrund af den tidligere vurdering af patientens sværhedsgrad og specifikke behov.

Indledende stabilisering :

ABC (luftveje, vejrtrækning, cirkulation): Før ethvert andet indgreb er det afgørende at sikre, at luftvejene er åbne, kontrollere vejrtrækningen og vurdere kredsløbet.

Smertebehandling: Giv smertestillende medicin alt efter smertens sværhedsgrad.

Indledende vurdering: Udfør en vurdering af vitale funktioner, blodsukkerniveauer og andre parametre, afhængigt af patientens kliniske tilstand.

Vurdering og pleje af forbrændinger :

Rengøring: Fjern tøj og snavs, og rengør forsigtigt det brændte område.

Påføring af en antibiotisk salve: For at forebygge infektion og fugte huden.

Forbinding: Brug sterile forbindinger, der passer til forbrændingens sværhedsgrad og placering.

Rehydrering :

Beregning af væskebehov: Baseret på TSC-forbrændingen, patientens alder og vægt.

Valg af opløsningsmiddel: Elektrolytopløsninger som lakteret Ringers bruges ofte.

Overvågning: Overvåg nøje for tegn på overhydrering eller dehydrering.

Forebyggelse af infektioner :

Aseptiske teknikker: Håndter forbrændinger med sterile handsker, og hold omgivelserne rene.

Overvågning: Hold øje med tegn på infektion, såsom øget smerte, rødme, pus eller feber.

Antibiotika: Overvejes i tilfælde af tegn på infektion eller i henhold til virksomhedens protokol.

Ernæring :

Behovsvurdering: Forbrændingspatienter har ofte et øget kaloriebehov.

Kost: Tilskynd til en kost, der er rig på proteiner og kalorier.

Følelsesmæssig og psykologisk støtte :

Vurdering: Identificering af tegn på nød eller traume.

Vejledning: Involver psykologer eller socialrådgivere afhængigt af patientens behov.

Kommunikation :

Med teamet: Sikre, at informationerne videregives korrekt mellem de forskellige plejeteams.

Med patienten og familien: At holde patienten og familien informeret om interventioner, fremskridt og fremtidsudsigter.

Planlægning på kort sigt :

Regelmæssige vurderinger: Planlæg regelmæssige vurderinger af forbrændingen, smerter, ernæring osv.

Fysioterapi: Start så hurtigt som muligt for at forebygge retraktioner og fremme mobiliteten.

Udarbejdelsen af en indledende plejeplan er en dynamisk proces, der kræver konstant revurdering og justering. Sygeplejerskens aktive involvering, med hans eller hendes kliniske færdigheder og empati, er grundlæggende for at sikre optimal pleje af brandsårspatienten.

Kapitel 4

SPECIFIKKE TEKNIKKER OG PLEJE

Desinficering og rengøring af brandsåret

Desinfektion og rengøring af brandsår er grundlæggende trin i forebyggelsen af infektiøse komplikationer, fremme af heling og reduktion af risikoen for uønsket ardannelse. Disse procedurer kræver stor ekspertise, da de skal udføres forsigtigt for at undgå at forværre eksisterende vævsskader.

- Indledende vurdering :
    - **Visuel inspektion:** Tjek for snavs, tøj, sod eller andre forurenende stoffer.
    - **Sensitivitetsvurdering:** Forståelse af patientens smerteniveau for at tilpasse analgesien.
- Forberedelse af patienten :
    - **Analgesi:** Analgetika bør administreres før rengøringen påbegyndes for at sikre patientens komfort. Analgesi kan være systemisk, topisk eller en kombination af begge.
    - **Forklaring:** Fortæl patienten, hvad du vil gøre for at reducere angsten.
- Rengøringsteknik :
    - **Brug lunkent vand:** Vandet skal have en behagelig temperatur for at undgå yderligere termisk chok.
    - **Skånsom rengøring:** Brug en steril saltvandsopløsning eller et mildt rengøringsmiddel til forsigtigt at fjerne snavs eller sod. Brug forsigtige bevægelser for at undgå at forværre læsionen.
    - **Undgå at gnide: Gnid** ikke på brandsåret. Det kan forårsage yderligere skade.
- Desinfektion :
    - **Antiseptiske midler:** Opløsninger som povidon-iod eller klorhexidin kan bruges. Nogle antiseptiske midler kan dog forsinke helingen,

så det er vigtigt at følge virksomhedens anbefalinger.

Antibiotiske salver: Kan påføres efter rengøring for at forebygge infektion.

Skylning :

Efter rengøring og desinfektion skylles brandsåret grundigt med sterilt vand eller saltopløsning for at fjerne eventuelle rester.

Tørring :

Dup forsigtigt: Brug en blød klud eller sterilt gaze til at tørre brandsåret. Undgå at gnide.

Forberedelse til forbinding: Sørg for, at området er tørt, før forbindingen lægges på, for at undgå maceration.

Overvågning :

Tegn på infektion: Efter rengøring skal området overvåges regelmæssigt for tegn på infektion som f.eks. tiltagende rødme, pus, dårlig lugt eller feber hos patienten.

Desinfektion og rengøring af brandsår er vigtige trin, der kræver omhyggelighed og forsigtighed. Sygeplejerskens færdigheder i denne procedure er afgørende for at sikre optimal heling og reducere potentielle komplikationer.

Debridement: Betydning og metoder

Debridement er en vigtig medicinsk proces i behandlingen af forbrændinger, da det fjerner nekrotisk (dødt) og kontamineret væv fra forbrændingsoverfladen. Fjernelse af dette væv letter helingen, reducerer risikoen for infektion og forbedrer det endelige ars æstetiske udseende. Det er en delikat fase, der kræver ekspertise og præcision.

Betydningen af debridering :

Forebyggelse af infektioner : Nekrotisk væv kan blive grobund for bakterier.

Fremmer heling: Ved at fjerne ikke-levedygtigt væv fremmer debridering væksten af nyt, sundt væv.

Reduceret ardannelse: Korrekt debridering kan minimere dannelsen af grimme eller sammentrukne ar.

Debridement-metoder :

Kirurgisk debridement :

Det er den hurtigste og mest almindelige metode.

Det indebærer brug af kirurgiske instrumenter til mekanisk   at fjerne nekrotisk væv.

Denne procedure kan kræve lokalbedøvelse eller fuld narkose.

Enzymatisk debridement :

Denne metode bruger topiske enzymer til at opløse nekrotisk væv.

Det er mindre invasivt end kirurgisk debridement og bruges ofte til mindre forbrændinger eller som et supplement til kirurgi.

Autolytisk debridement :

Det er en naturlig metode, der bruger patientens egne enzymer.

Okklusiv- eller hydrogelforbindinger bruges til at opretholde et fugtigt miljø, der fremmer autolyse af nekrotisk væv.

Det er en langsommere proces, men mindre smertefuld og invasiv.

Mekanisk debridement :

Det kan indebære, at man bruger en fugtig gaze, som man lader tørre over brandsåret, hvorefter man fjerner den og tager det nekrotiske væv med.

Selvom denne metode er enklere, kan den være smertefuld og kan også fjerne sundt væv.

Biologisk debridement :

Bruger steriliserede maddiker fra visse fluearter til at nedbryde og fortære nekrotisk væv uden at skade det levende væv.

Det er en effektiv metode, men det er ikke sikkert, at den accepteres af alle patienter på grund af dens natur.

Pleje efter debridering :

Forbindinger: Afhængigt af debrideringsmetoden vil det være nødvendigt med specifikke forbindinger for at beskytte området, fremme heling og forhindre infektion.

Smertekontrol: Debridement kan være smertefuldt. Det er vigtigt at overvåge og håndtere patientens smerter proaktivt.

Overvågning for tegn på infektion: På trods af debridering er der stadig risiko for infektion. Det er derfor vigtigt at observere det behandlede område nøje.

Debridement, når det udføres korrekt og på det rigtige tidspunkt, spiller en afgørende rolle i behandlingen af forbrændinger. Valget af metode vil afhænge af forbrændingens sværhedsgrad, dens placering og patientens præferencer og behov. Sygeplejerskens færdigheder på dette område er afgørende for at sikre den bedst mulige pleje og fremme optimal heling.

Smertebehandling:
Medicin og ikke-medicinske metoder

Smertebehandling er en central del af plejen af patienter med alvorlige forbrændinger. Det kræver en holistisk tilgang, der kombinerer farmakologiske og ikke-farmakologiske interventioner for at give optimal lindring og fremme heling.

- Lægemidler til smertebehandling :
    - Ikke-opioide analgetika :
        - Paracetamol (Acetaminophen): Dette bruges ofte til milde til moderate smerter.
        - NSAID (f.eks. ibuprofen): Disse kan reducere smerte og inflammation. De skal dog bruges med forsigtighed hos visse patienter på grund af mulige bivirkninger.
    - Opiater :
        - Morfin, fentanyl, oxycodon: Disse stoffer bruges til moderate til svære smerter. De skal administreres under tæt opsyn på grund af deres bivirkninger og risikoen for afhængighed.
    - Supplerende analgetika :
        - Visse antikonvulsiva og antidepressiva kan bruges som supplement til smertebehandling, især neuropatiske smerter.
    - Lokalbedøvelse :
        - Lidokain, bupivakain: Disse lægemidler kan bruges topisk eller injicerbart til at bedøve et bestemt område.

Ikke-medicinske metoder :

Fysioterapi :

Hydroterapi: Varmt vand kan hjælpe med at rense sår og samtidig give smertelindring.

Fysioterapi: Kontrolleret bevægelse kan forebygge kontrakturer og hjælpe med at håndtere smerter.

Afslapnings- og distraktionsteknikker :

Meditation og dyb vejrtrækning: Disse teknikker kan hjælpe med at slappe af i krop og sind og reducere smerteopfattelsen.

Musikterapi: At lytte til musik kan være en fremragende distraktion og kan også have en beroligende effekt.

Kunstterapi: Tegning, maling eller modellering med ler kan hjælpe patienter med at udtrykke deres følelser og samtidig distrahere dem fra smerten.

Psykologiske interventioner :

Kognitiv adfærdsterapi: Denne tilgang kan hjælpe patienter med at udvikle strategier til at håndtere deres smerter.

Hypnoterapi: Nogle patienter finder lindring gennem hypnose.

Komplementære behandlingsformer :

Akupunktur og akupressur: Disse teknikker kan hjælpe med at lindre smerter ved at stimulere bestemte punkter på kroppen.

Massage: Det kan få musklerne til at slappe af og forbedre blodcirkulationen, hvilket hjælper med at reducere smerter.

Håndtering af smerter hos brandsårspatienter er en kompleks opgave, der kræver en personlig tilgang. En kombination af medicin og ikke-medicinske metoder er ofte nøglen til at sikre patientens komfort, fremme heling og forebygge de langsigtede komplikationer, der er forbundet med dårligt håndterede smerter.

Teknikker til påklædning og hudtransplantationer

Når det gælder behandling af forbrændinger, er forbindinger og hudtransplantationer grundlæggende elementer. Valget af forbinding eller transplantationsteknik afhænger af forbrændingens sværhedsgrad, dens placering og patientens generelle tilstand.

Forbindingsteknikker :

Våd-tør forbinding : Denne metode går ud på at lægge en våd kompres på brandsåret, som derefter dækkes med en tør forbinding. Det gør det muligt at rense såret, når forbindingen skiftes.

Hydrokolloide forbindinger: De består af en geldannende matrix og opretholder et fugtigt miljø, der fremmer heling og samtidig beskytter mod infektion.

Hydrogelforbindinger: Disse forbindinger består hovedsageligt af vand og tilfører såret den nødvendige fugt, hvilket letter heling og autolytisk debridering.

Alginatforbindinger: Fremstillet af brun tang, de er særligt absorberende og velegnede til væskende sår.

Sølvforbindinger : Sølv er et antimikrobielt middel. Disse forbindinger bruges til at forebygge eller behandle infektioner i brandsår.

Polyuretanfilm: Dette er semipermeable forbindinger, der tillader gasudveksling, samtidig med at de holder på fugten, velegnet til overfladiske forbrændinger.

Hudtransplantationer :

Autologe transplantationer :

Tynde epidermale transplantater: Fjernelse af et tyndt lag af patientens egen epidermis. De bruges ofte til store forbrændte områder.

Fuldtykkelsestransplantater: Disse omfatter epidermis og en del af dermis. De giver et bedre æstetisk og funktionelt resultat, men donorområdet kræver også et transplantat eller en sutur.

Allografts: Væv taget fra en menneskelig donor, ofte brugt som en midlertidig løsning, mens man venter på en autolog transplantation.

Xenografts: Væv taget fra dyr, som regel grise. De bruges som en midlertidig løsning på grund af risikoen for afstødning.

Syntetiske transplantater :

Integra: En huderstatning med et kollagenlag til dermis og en silikonemembran til den midlertidige epidermis.

Dermagraft: Fremstillet af humane fibroblaster og bruges til at regenerere dermis.

Keratinocytkulturer: For patienter med store forbrændte områder kan hudceller dyrkes i laboratoriet og derefter lægges på såret.

Beherskelse af forbindingsmetoder og hudtransplantationer er afgørende for at sikre optimal heling hos brandsårspatienter. Hver patient er unik, så det er afgørende regelmæssigt at vurdere og gennemgå behandlingsmulighederne for at tilpasse sig sårets og patientens skiftende behov. Tværfagligt samarbejde mellem sygeplejersker, kirurger og andet sundhedspersonale er afgørende for at give den bedst mulige pleje.

Kapitel 5

47

ERNÆRINGSMÆSSIGE UDFORDRINGER OG METABOLISKE

Forståelse af katabolisme efter forbrænding

Katabolisme efter forbrændinger refererer til den acceleration af stofskiftet, der sker efter en alvorlig forbrænding. Det er en kompleks fysiologisk reaktion, der involverer mange af kroppens systemer, og det er afgørende at forstå den for at kunne behandle brandsårspatienter optimalt.

Det grundlæggende i katabolisme :

Katabolisme er den proces, hvor komplekse molekyler nedbrydes til enklere molekyler i kroppen, hvorved der frigøres energi. Efter en forbrænding accelereres denne proces, hvilket fører til øget muskelnedbrydning og andre systemiske effekter.

Udløsere af katabolisme efter forbrænding :

Inflammation: En forbrænding fremkalder en intens inflammatorisk reaktion, der frigiver cytokiner og andre pro-inflammatoriske mediatorer. Disse stoffer stimulerer katabolismen.

Stress: Forbrændinger er en alvorlig form for traume for kroppen, der udløser frigivelse af stresshormoner som kortisol, som også fremmer katabolisme.

Tvungen faste: Ubehag og smerte kan reducere patientens fødeindtag og bidrage til katabolisme.

Konsekvenser af katabolisme efter forbrænding :

Muskeltab: Øget proteinnedbrydning fører til betydeligt muskeltab, hvilket påvirker patientens styrke og mobilitet.

Organatrofi: Ligesom muskler kan organer også undergå atrofi som reaktion på den katabolske tilstand.

Forsinket heling: En langvarig katabolisk tilstand kan kompromittere kroppens evne til at hele effektivt.

Metaboliske komplikationer: Disse omfatter hyperglykæmi, metabolisk acidose og andre ubalancer.

Interventioner til at modvirke katabolisme :

Ernæring: Tilstrækkeligt kalorie- og proteinindtag er afgørende. Enteral ernæring, som indebærer ernæring direkte i maven eller tarmen via en sonde, er ofte at foretrække.

Anabolske midler : Visse lægemidler kan hjælpe med at modvirke de katabolske virkninger, selvom deres anvendelse kræver omhyggelig evaluering.

Fysioterapi: Tidlig mobilisering og fysioterapi kan hjælpe med at forhindre for stort muskeltab.

Smertebehandling: God smertebehandling kan fremme fødeindtagelse og mobilisering og dermed reducere katabolismen.

Katabolisme efter forbrændinger er en stor udfordring i behandlingen af brandsårspatienter. Sygeplejersker og det medicinske team skal være årvågne og proaktive, når det gælder om at identificere tegn på en øget katabolisk tilstand og gribe ind på passende vis. Tidlig og koordineret indgriben er afgørende for at forbedre patientresultaterne og reducere de langsigtede komplikationer, der er forbundet med denne tilstand.

Betydning enteral og parenteral ernæring

Når det gælder pleje af brandsårspatienter, spiller ernæring en central rolle i helingsprocessen. Energi- og proteinbehovet stiger dramatisk efter en alvorlig forbrænding på grund af den hyperkataboliske metaboliske respons, der er beskrevet ovenfor. Enteral ernæring (EN) og parenteral ernæring (PN) er to vigtige metoder til at opfylde disse behov.

- Enteral ernæring (EN):
    - **Definition:** NE involverer indgivelse af næringsstoffer direkte i mave-tarmkanalen via en slange, der normalt føres gennem næsen ind i maven (nasogastrisk slange) eller tyndtarmen (nasojejunal slange).
        - Fordele :
            - **Bevarelse af tarmens integritet:** Brug af tarmen hjælper med at bevare dens funktion og forhindre atrofi af tarmvæggen.
            - **Reduceret risiko for infektion:** I modsætning til NP er NE forbundet med en lavere risiko for systemisk infektion.
            - **Omkostninger:** Generelt billigere end NP.
        - Ulemper og udfordringer :
            - **Tolerance:** Nogle patienter kan opleve toleranceproblemer som kvalme, opkastning eller diarré.
            - **Risiko for aspiration:** Hvis patienten gylper op, er der risiko for lungeaspiration.
    - Parenteral ernæring (NP):
        - **Definition:** NP er indgift af næringsstoffer direkte i blodbanen via et centralt venekateter.
        - Fordele :
            - **Anvendelse:** Anvendes til patienter, der ikke kan bruge deres mave-tarmkanal, eller når NE er kontraindiceret.

Præcis kontrol: Indtaget kan justeres præcist, så det opfylder patientens specifikke behov.

Ulemper og udfordringer :

Risiko for infektion: NP kan øge risikoen for infektioner, især kateterrelaterede infektioner.

Leverkomplikationer: Langvarig brug af NP kan føre til leverkomplikationer.

Omkostninger: Generelt dyrere end NE.

Overvejelser for brandsårspatienter :

Øget behov: Forbrændingspatienter har et betydeligt øget kalorie- og proteinbehov for at støtte heling og bekæmpe katabolisme.

Regelmæssig vurdering: Det er vigtigt at overvåge ernæringen regelmæssigt for at sikre, at patientens behov bliver opfyldt, og for at justere indtaget, efterhånden som patienten udvikler sig.

Ernæring, hvad enten det er enteral eller parenteral, er en hjørnesten i plejen af brandsårspatienter. Sygeplejersker og det medicinske team skal arbejde tæt sammen med diætister for at udvikle og implementere en passende ernæringsplan, mens de nøje overvåger patientens tilstand og justerer planen efter behov.

Overvågning og justering energibehov

Den ernæringsmæssige behandling af brandsårspatienter er ikke statisk. Faktisk ændrer disse patienters energibehov sig i takt med, at deres kliniske tilstand ændrer sig. Det er derfor vigtigt at overvåge deres ernæringsstatus nøje og justere energiindtaget i overensstemmelse hermed.

Vigtigheden af overvågning :

At hele forbrændinger er en energikrævende proces, kombineret med den hypermetaboliske reaktion, som forbrændingen forårsager, så energibehovet øges.

Utilstrækkelig ernæring kan forsinke helingen, øge risikoen for infektion og have en negativ indvirkning på muskelfunktion og mobilitet.

Indledende vurdering :

Kaloriebalance: Beregning af det grundlæggende energibehov plus de ekstra behov, der er forbundet med forbrændingen. Der kan bruges flere formler, f.eks. Curreris formel.

Proteinbalance: Proteiner er essentielle for vævsreparation. En passende proteinbalance er også afgørende.

Overvågningsmetoder :

Kropsvægt: Uventet vægttab eller vægtforøgelse kan indikere en energiubalance.

Kvælstofbalance: Måling af mængden af kvælstof, der indtages i forhold til det, der udskilles. En negativ nitrogenbalance tyder på muskelnedbrydning.

Antropometriske målinger: såsom hudfolder eller muskelomkreds for at vurdere ernæringsstatus.

Laboratorieanalyser: såsom albumin og præalbumin, selvom deres niveauer kan påvirkes af andre faktorer end ernæring.

Justering af behov :

Revurdering af behov: Efterhånden som patienten heler, mindskes forbrændingens overfladeareal, hvilket reducerer behovet for yderligere kalorier.

Kapitel 6

KOMPLIKATIONER OG DERES BEHANDLING

Infektioner: Forebyggelse og behandling

Brandsårspatienter er særligt sårbare over for infektioner på grund af tabet af kroppens første forsvarslinje: huden. Dertil kommer, at den inflammatoriske reaktion, der er forbundet med forbrændingen, samt de invasive procedurer, der kræves til behandling, øger denne risiko yderligere. Derfor er det så vigtigt at forebygge og hurtigt håndtere infektioner hos disse patienter.

Hvorfor er brandsårspatienter i farezonen?

Kompromitteret hudbarriere: Huden fungerer som en barriere mod patogener. En forbrænding ødelægger denne barriere og efterlader det underliggende væv eksponeret og sårbart.

Immunsuppression: Immunforsvaret kan være svækket efter en forbrænding, især som følge af stress, kirurgi og visse lægemidler.

Hospitalsmiljø: Længerevarende hospitalsophold udsætter patienter for nosokomielle patogener.

Forebyggelse af infektioner :

Grundig hygiejne: Håndvask er afgørende for plejepersonale, patienter og besøgende.

Steril   pleje: Sår skal rengøres, desinficeres og forbindes under sterile forhold.

Isolation: Afhængigt af forbrændingens sværhedsgrad og patientens tilstand kan det anbefales at isolere patienten.

Overvågning: Regelmæssig overvågning for tegn på infektion (rødme, varme, pus, feber) er afgørende.

Antibiotisk profylakse: Brug af antibiotika som en forebyggende foranstaltning kan overvejes i visse tilfælde, selvom dette er åbent for debat på grund af risikoen for bakteriel resistens.

Tegn og symptomer på infektion :

Lokalt: Rødme, varme, ødem, pus, forsinket heling.

Systemisk: feber, kulderystelser, takykardi, hypotension.

Behandling af infektioner :

Identifikation af patogenet: Der tages kulturer for at bestemme det forårsagende agens og dets følsomhed over for antibiotika.

Antibiotikabehandling: Valget af antibiotikum bør baseres på resultaterne af dyrkningerne og tilpasses derefter.

Hæmodynamisk støtte: Ved sepsis er det afgørende at opretholde det arterielle tryk og organperfusionen.

Kirurgisk indgreb: I nogle tilfælde er kirurgisk debridering af inficeret væv nødvendigt.

Optimeret sårpleje: Sikring af passende sårpleje for at fremme heling og reducere bakteriebelastningen.

Bakteriel resistens :

En voksende udfordring: Overdreven brug af antibiotika kan føre til fremkomsten af resistente stammer.

Forebyggende foranstaltninger: Begræns brugen af antibiotika til det strengt nødvendige, overvåg regelmæssigt patientens mikrobielle flora, og anvend en streng steril praksis.

Forebyggelse og håndtering af infektioner hos brandsårspatienter er centrale aspekter af deres pleje. Konstant årvågenhed, hurtig reaktion på tegn på infektion og tæt samarbejde mellem hele det medicinske team er afgørende for at minimere komplikationer og optimere patientresultaterne.

Healing: Hypertrofi og kontrakturer

Når huden lider alvorlig skade, som det er tilfældet med forbrændinger, er helingsprocessen ofte ledsaget af komplikationer. To af de mest almindelige komplikationer efter heling af forbrændinger er hypertrofisk ardannelse og kontrakturer. Disse manifestationer kan have både funktionelle og æstetiske konsekvenser for patienten.

Hypertrofisk ardannelse :

Definition: Et hypertrofisk ar er et tykt, hævet, rødligt og ofte kløende ar, der udvikler sig på stedet for et tidligere sår. I modsætning til keloider strækker de sig generelt ikke ud over grænserne for det oprindelige sår.

Risikofaktorer: Spænding på såret, infektion, forsinket heling, forbrændingens placering (visse områder af kroppen er mere modtagelige, f.eks. brystet eller leddene).

Behandling: Dette kan omfatte massage, trykforbindinger, steroidindsprøjtninger, kryoterapi, laserterapi og i nogle tilfælde kirurgi.

Kontrakturer :

Definition: Kontrakturer er resultatet af krympning og hærdning af hud-, muskel- eller senevæv, som begrænser bevægelsen. I forbindelse med forbrændinger opstår de ofte, når en forbrænding spreder sig over et led.

Risikofaktorer: Dybde og omfang af forbrændingen, placering tæt på led, langvarig immobilisering.

Behandling: Forebyggelse er afgørende, og derfor er det vigtigt med tidlige bevægeøvelser og fysioterapi. Hvis der allerede er dannet en kontraktur, kan behandlingen kræve operation for at løsne kontrakturen efterfulgt af genoptræning.

Forebyggelse :

Passende sårpleje: Korrekt sårpleje og debridering kan reducere risikoen for hypertrofisk ardannelse.

Tidlig mobilisering: At bevæge og strække det forbrændte område så hurtigt som muligt kan forhindre kontrakturer i at opstå.

Solbeskyttelse: Helet hud er mere følsom over for UV-stråler, som kan forværre arrenes udseende. Solbeskyttelse anbefales derfor.

Psykologisk påvirkning :

Ar og kontrakturer er ikke kun fysiske problemer. De kan have en betydelig indvirkning på en patients selvværd, kropsbillede og generelle livskvalitet.

Det er vigtigt at give patienterne psykologisk støtte, hjælpe dem med at håndtere deres nye udseende og informere dem om de tilgængelige behandlingsmuligheder.

Hypertrofisk ardannelse og kontrakturer er potentielle, men håndterbare komplikationer ved forbrændinger. Med tidlig indgriben, tværfaglig pleje og fokus på rehabilitering og forebyggelse kan mange patienter vende tilbage til normal funktion og forbedre udseendet af deres ar. Pleje stopper ikke med sårlukning; langvarig støtte er ofte nødvendig for at sikre det bedst mulige resultat for brandsårspatienter.

Respiratoriske komplikationer: Indånding af røg og ventilation

Forbrændinger er ikke kun hudlæsioner. I tilfælde af brand eller udsættelse for giftige dampe kan åndedrætssystemet blive alvorligt påvirket. Åndedrætskomplikationer er blandt de hyppigste årsager til sygelighed og dødelighed hos brandsårspatienter, især i de første timer og dage efter hændelsen.

Indånding af røg :

Patofysiologi: Røgindånding forårsager betændelse og ødem i luftvejene samt en reduktion i gasudvekslingskapaciteten på grund af indåndede toksiner.

Symptomer: Hoste, dyspnø, hvæsende vejrtrækning, hæshed og produktion af kulsyreholdigt opspyt.

Diagnose: Bronkoskopi, pulsoximetri, arteriel blodgas og billeddannelse af thorax.

Behandling: iltbehandling, bronkodilatatorer, steroider og i svære tilfælde intubation og mekanisk ventilation.

Komplikationer ved indånding :

Inhalationspneumoni: Infektion i lungerne forårsaget af indånding af bakterier fra munden eller halsen.

Varmeskader: Direkte varmeskader kan forårsage forbrændinger i luftvejene.

Kulilteforgiftning (CO): Dette er en medicinsk nødsituation, hvor CO fortrænger ilt i blodet og forårsager hypoxi.

Mekanisk ventilation :

Indikationer: Åndedrætsinsufficiens, beskyttelse af luftvejene eller behov for dyb sedation i forbindelse med andre behandlinger.

Tilstand og parametre: Afhænger af sværhedsgraden af lungeskaden og patientens specifikke behov.

Mulige komplikationer: Barotrauma, pneumothorax, infektioner i forbindelse med ventilation.

Specifik sygepleje :

Overvågning: Regelmæssig overvågning af vitale tegn, iltmætning og ventilationsparametre.

Bronkialhygiejne: Aspiration af sekret, brug af mucolytiske midler og respiratorisk fysioterapi.

Beskyttelse af luftvejene: Sørg for, at den endotrakeale tube er forsvarligt fastgjort, og at hovedet er i neutral position for at forhindre utilsigtet forskydning eller ekstubation.

Ernæringsstøtte: Patienter i mekanisk ventilation har et øget energibehov.

Rehabilitering af åndedrætsorganer:

Respiratorisk fysioterapi: Hjælper med at mobilisere sekret og forbedre lungefunktionen.

Åndedrætsøvelser: Som dybe vejrtrækningsteknikker for at øge lungekapaciteten.

Afvænning fra ventilation: En gradvis proces, der gør det muligt for patienten at genoptage selvstændig vejrtrækning.

Respiratoriske komplikationer efter en forbrænding kan være alvorlige og potentielt dødelige. Hurtig og effektiv behandling af røgforgiftning og tilhørende komplikationer er afgørende for patientens overlevelse og helbredelse. Sygeplejerskens rolle i overvågningen, plejen og rehabiliteringen af disse patienter er central og kræver ekspertise, konstant opmærksomhed og tæt samarbejde med resten af det medicinske team.

Kapitel 7

RENOVERING OG PSYKOSOCIAL STØTTE

Rehabiliteringsprocessen:
Fra hospitalssengen til hjemmet

Plejen af en brandsårspatient slutter ikke med, at såret er helet. Konsekvenserne af en alvorlig forbrænding kan vare længe efter udskrivelsen fra hospitalet og påvirke både den fysiske funktion og patientens psykiske velbefindende. Rehabilitering er derfor en vigtig del af helingsprocessen.

- Indledende og løbende vurdering :
    - **Fysisk:** Vurdering af mobilitet, styrke, udholdenhed og funktionelle begrænsninger.
    - **Psykologisk:** Vurdering af mental sundhed, selvværd, kropsbillede og tilpasning til traumer.
    - **Socialt:** Overvejelser om støttenetværk, bolig, beskæftigelse og uddannelsesbehov.
- Fysio- og ergoterapi :
    - **Mål:** Bevare og forbedre mobiliteten, forebygge kontrakturer, styrke musklerne og gøre det lettere at vende tilbage til hverdagens aktiviteter.
    - **Interventioner:** Ledmobilisering, udstrækning, styrkelse, ergoterapi og tilpasning af daglige aktiviteter.
- Smerte- og arbehandling :
    - **Fysioterapi:** Teknikker som transkutan elektrisk stimulation (TENS) eller ultralydsterapi.
    - **Ar-massage:** Hjælper med at reducere arrenes tykkelse og overfølsomhed.
    - **Ortoser:** Hjælpemidler, der er designet til at immobilisere eller assistere bevægelsen af et led eller kropssegment.

Psykologisk støtte :

Individuel terapi: Hjælper med at behandle posttraumatisk stress, depression, angst og andre psykologiske lidelser.

Støttegrupper: for at dele erfaringer og mestringsstrategier med andre brandsårspatienter.

Uddannelse og træning :

Egenomsorg: Undervisning i arpleje, solbeskyttelse og symptombehandling i hjemmet.

Erhvervsuddannelse: For dem, der har brug for at tilpasse sig eller skifte karriere efter en skade.

Social reintegration og tilbagevenden til arbejde:

Vurdering af evner: For at afgøre, om patienten er i stand til at vende tilbage til sit tidligere job, eller om han/hun har brug for at blive reorienteret.

Støtte til jobsøgning: Hjælper patienter med at finde et passende arbejde eller lære et nyt fag.

Langsigtet overvågning :

Opfølgningsklinikker for brandsår: Regelmæssig overvågning af ar, fysisk funktion og mental sundhed.

Løbende rehabilitering: Justering af rehabiliteringsplanen i takt med, at patientens behov ændrer sig.

Rehabilitering efter en forbrænding er en flerdimensionel, krævende og langvarig proces. Hver patient er unik, og deres rehabiliteringsforløb skal skræddersys til deres specifikke behov. Med den rette støtte kan mange brandsårspatienter vende tilbage til et fuldt og meningsfuldt liv og overvinde de udfordringer, som deres skade og de deraf følgende ar har medført. Sygeplejerskens opgave er at ledsage, vejlede og støtte patienten hele vejen, fra hospitalssengen til hjemmet og videre.

Støtte til patienten:
Traumehåndtering og psykologisk støtte

At få en alvorlig forbrænding er en dybt traumatisk oplevelse. Ud over den fysiske smerte kan de psykiske eftervirkninger være lige så ødelæggende. Holistisk pleje af brandsårspatienter skal derfor omfatte en psykologisk dimension med fokus på forståelse, støtte og ledsagelse.

Den traumatiske dimension af forbrændinger :

Første chok: Forbrændingen kan føles som et angreb med en følelse af magtesløshed og rædsel.

Smerter: De kan være vedvarende, intense og forårsage betydelig lidelse.

Ændret kropsbillede: Vansiring kan føre til følelser af skam, forlegenhed og isolation.

Almindelige psykologiske reaktioner :

Posttraumatisk stresslidelse (PTSD): Flashbacks, undgåelse, neurovegetativ hyperaktivitet.

Depression: Tristhed, apati, tab af interesse, selvmordstanker.

Angst: Uro, øget frygt, søvnforstyrrelser.

Psykologisk vurdering :

Kliniske interviews: for at forstå patientens opfattelser, frygt og behov.

Spørgeskemaer og skalaer: Standardiserede værktøjer til vurdering af symptomernes sværhedsgrad.

Støttestrategier i den akutte fase :

Et beroligende nærvær: En simpel tilstedeværelse, lytning og berøring kan berolige.

Information: Forklare procedurer, berolige folk om de næste skridt.

Afslapningsteknikker: dyb vejrtrækning, meditation, beroligende musik.

Langtidsbehandlinger :

Kognitiv adfærdsterapi: Hjælper patienter med at genkende og ændre negative tanker.

Eksponeringsterapi: Til patienter med PTSD, hvor man gradvist konfronterer dem med traumatiske minder.

Kunstterapi og musikterapi: En nonverbal måde at udtrykke smertefulde følelser på.

Støttegrupper :

Deling af erfaringer: At møde andre brandsårsofre kan reducere følelsen af isolation.

Uddannelse: Eksperter kan give råd om håndtering af ar, kropsbillede og genoptagelse af det daglige liv.

Støtte til familien :

Psykologisk støtte: Familiemedlemmer kan også være traumatiserede eller føle sig magtesløse.

Uddannelse: informere dem om, hvordan de bedst hjælper patienten, hvordan man lytter uden at være overbeskyttende.

Forberedelse til udskrivelse fra hospitalet :

Forudse: Forberede patienten på at håndtere andres reaktioner og svare på følsomme spørgsmål.

Henvisninger: Henvis patienter til terapeuter eller støttegrupper, der passer til deres situation.

Psykologisk støtte til brandsårspatienter er en vigtig del af deres behandling. Det indebærer ikke kun at guide patienten gennem udfordringerne med smerte og fysisk restitution, men også at hjælpe dem med at navigere i de ofte turbulente farvande med psykologiske traumer. Sygeplejersker, som er omdrejningspunktet for patientplejen, spiller en vigtig rolle i denne mission, idet de altid lytter, altid drager omsorg og tilbyder både tekniske færdigheder og medmenneskelighed.

Betydningen af støttegrupper og udtalelser

Når man står over for den chokerende prøvelse, som en alvorlig forbrænding er, er helingsprocessen ikke begrænset til en rent fysisk dimension. Traumet, det ændrede kropsbillede og de psykosociale konsekvenser fører ofte til en følelse af dyb isolation. I denne sammenhæng spiller støttegrupper og vidnesbyrd fra andre brandsårsofre en afgørende rolle for at hjælpe patienterne med at genopbygge deres liv.

Fællesskabets magt :

Følelse af tilhørsforhold: At vide, at andre har haft lignende oplevelser, kan reducere følelsen af isolation.

Et sikkert   miljø: Et sted, hvor patienter kan dele uden at blive dømt eller frygte.

Støttegrupper :

Struktur og drift: Regelmæssige møder, ledet af professionelle eller ligestillede.

En   bred vifte   a f   e m n e r: smertehåndtering, accept af kropsbillede, tilbagevenden til det sociale og professionelle liv.

Specifikke workshops: For eksempel sessioner om korrigerende make-up eller håndtering af ar.

Vidnesbyrd :

En kilde til inspiration: At høre, hvordan andre har overvundet lignende udfordringer, kan være dybt motiverende.

Forskellige perspektiver: Hver historie er unik og tilbyder en række perspektiver på helbredelse og modstandsdygtighed.

Delingsplatforme: bøger, blogs, videoer, live-møder.

Psykologiske fordele :

Validering: Anerkendelse af følelser og oplevelser.

Empowerment: Styrkelse af en følelse af self-efficacy og mestring i lyset af modgang.

Håb: At se eksempler på succes og genopbygning giver et positivt syn på fremtiden.

Påvirkning af familie og venner :

Uddannelse: At hjælpe familie og venner med at forstå patientens oplevelse.

Følelsesmæssig støtte: At tilbyde familie og venner et rum, hvor de kan udtrykke deres egne følelser og bekymringer.

Støttestrategier: Rådgivning om, hvordan man bedst støtter sit brandsårsoffer.

Begrænsninger og forholdsregler :

Tving det ikke: Alle patienter er forskellige, og ikke alle er klar eller villige til at dele i en gruppe.

Håndtering af gruppedynamik: sikre, at miljøet forbliver venligt, og undgå negative interaktioner.

Fortrolighed: Sikring af beskyttelse af personlige oplysninger og delte historier.

I den følelsesmæssige og psykologiske labyrint, som brandsårspatienter går igennem, er vejen til helbredelse ofte snørklet. Støttegrupper og vidnesbyrd fungerer som kompasser, der tilbyder vejledning, opmuntring og håb. De minder os om, at selv i de mørkeste øjeblikke kan menneskelig modstandsdygtighed skinne igennem, og at samfundet med sine historier om styrke og mod er der for at lyse vejen op. For en sygeplejerske kan det at opmuntre til disse forbindelser ofte være den største gave, man kan give en patient.

Kapitel 8

DET TEKNOLOGISKE ASPEKT I BRANDSÅRSBEHANDLING

De seneste innovationer i forbindinger og transplantater

Medicin er et område i konstant udvikling, især når det gælder behandling af forbrændinger. Nylige fremskridt inden for forbindinger og transplantater har revolutioneret den måde, vi behandler brandsårsofre på, og giver en bedre chance for helbredelse, reduceret smerte og forbedrede æstetiske resultater.

- Hydrokolloide forbindinger og hydrogeler :
    - **Fugtbinding:** Disse forbindinger opretholder et fugtigt miljø, der fremmer heling og reducerer smerte.
    - **Nemme   at påføre og fjerne:** De kan fjernes uden yderligere skader på huden.
- Panthenol- og E-vitaminforbindinger:
    - **Stimulering af hudens regenerering:** Disse forbindelser fremmer hudens heling ved at stimulere celleproliferation.
    - **Arreduktion:** De kan hjælpe med at minimere udseendet af ar.
- Kunstig hud og huderstatninger :
    - **Biomaterialer:** Brug af kollagen- eller silikonematricer til at skabe en midlertidig eller permanent struktur over såret.
    - **Cellekultur:** Patientens egne celler kan høstes, dyrkes i laboratoriet og derefter genanvendes på brandsåret.
- On-demand   hudtransplantationer :
    - **3D-print:** 3D-printteknologier kan nu producere personaliserede hudtransplantater ved hjælp af patientens egne celler for at forhindre afstødning.

Bioreaktorer: Disse enheder gør det muligt at dyrke store områder af hud til omfattende transplantater.

Stamcelletransplantationer :

Regenerativt potentiale: Stamceller taget fra patienten eller en donor kan differentiere sig til forskellige typer hudceller, hvilket fremskynder helingen.

Behandling af dybe forbrændinger: Disse celler kan hjælpe med at genoprette dybt beskadigede hudlag.

Intelligente forbindinger :

Realtidsovervågning: Disse forbindinger er udstyret med sensorer, der kan måle faktorer som fugtighed, temperatur og pH, hvilket giver værdifuld information om sårets tilstand.

Kontrolleret afgivelse af medicin: Nogle intelligente forbindinger kan frigive lægemidler eller behandlinger på en målrettet, kontrolleret måde.

Antimikrobielle forbindinger :

Sølv og honning: Disse naturlige stoffer har antimikrobielle egenskaber og indarbejdes i forbindinger for at forhindre infektion.

Antimikrobielle peptider: Disse syntetiske molekyler kan angribe og ødelægge specifikke bakterier og give personlig beskyttelse mod infektion.

Innovationer inden for forbindinger og transplantater illustrerer forskernes opfindsomhed og vilje til at forbedre plejen af brandsårspatienter. For sygeplejersker repræsenterer disse fremskridt nye værktøjer og teknikker til at sikre den bedst mulige pleje. Mens videnskaben fortsætter med at udvikle sig, forbliver målet konstant: at muliggøre hurtig, effektiv heling, der respekterer patientens velbefindende.

Brug af telemedicin til fjernovervågning

I en tid, hvor teknologi i stigende grad er til stede i alle aspekter af vores liv, er medicin ingen undtagelse fra denne transformation. Telemedicin, eller brugen af informations- og kommunikationsteknologi til at yde lægehjælp på afstand, er begyndt at spille en stor rolle i opfølgningen af brandsårspatienter og har revolutioneret den måde, hvorpå disse patienter plejes, efter de har forladt hospitalet.

- Introduktion til telemedicin :
  - **Definition:** Brug af teknologi til at yde lægehjælp på afstand.
  - **Historie: Fra en** beskeden begyndelse til nutidige anvendelser inden for næsten alle medicinske områder.
- Fordelene ved telemedicin til brandsårspatienter:
  - **Nemmere adgang:** For dem, der bor langt fra specialistcentre, eliminerer telemedicin behovet for hyppige rejser.
  - **Reducerede omkostninger: færre** rejser, færre dage på hospitalet.
  - **Regelmæssig overvågning:** Giver mulighed for regelmæssig observation af forbrændingens forløb, hvilket letter tidlig indgriben i tilfælde af komplikationer.
  - **Komfort for patienten:** Opfølgningen udføres i deres eget hjem.
- Praktiske detaljer:
  - **Dedikerede platforme :** Applikationer og hjemmesider designet specielt til telemedicin.
  - **Videokonsultationer:** interaktion i realtid mellem patient og sundhedspersonale.

Medicinsk fotografering: Bruges til visuelt at vurdere forbrændingens tilstand og overvåge dens udvikling.

Sikker datatransmission: Al information udveksles ved hjælp af sikre protokoller for at garantere fortrolighed.

Sygeplejerskens rolle i telemedicin :

Uddannelse: At lære patienter at bruge telemedicinske værktøjer.

Regelmæssige kontroller: Planlæg og udfør regelmæssige kontroller via online platforme.

Fortolkning: Hjælp til at tyde og analysere de oplysninger, patienten giver.

Udfordringer og bekymringer :

Teknologiske begrænsninger: Ikke alle patienter har adgang til passende teknologi eller en stabil internetforbindelse.

Uddannelse: Sørg for, at sundhedspersonalet er uddannet i telemedicinske værktøjer.

Juridiske og etiske aspekter: garanti for datafortrolighed og -sikkerhed, indhentning af patientens informerede samtykke.

Casestudier og udtalelser :

Konkrete eksempler: Hvordan telemedicin har forbedret behandlingen af visse patienter.

Testimonials: Patienters og sundhedspersonales personlige erfaringer med telemedicin.

Efterhånden som telemedicinen udvikler sig, bliver dens værdi i overvågningen af brandsårspatienter mere og mere tydelig. Det er en praktisk, omkostningseffektiv og patientcentreret løsning til at sikre regelmæssig medicinsk opfølgning af høj kvalitet. For sygeplejerskerne repræsenterer det en udvidelse af deres rolle, så de kan yde løbende pleje og samtidig styrke forbindelsen til patienten, selv på afstand. Ved at adoptere og tilpasse disse teknologiske innovationer er sygeplejerskerne med til at forme fremtidens medicinske behandling.

Simulationens rolle i træning: gengivelse af virkelige situationer

Simulation i medicinsk træning er en pædagogisk tilgang, der bruger udstyr, anordninger og/eller virtuelle miljøer til at gengive virkelige eller potentielle situationer. I forbindelse med brandsårsbehandling giver simulation en uvurderlig mulighed for at træne sygeplejersker og lægehold i at reagere på komplekse situationer i et kontrolleret miljø.

Introduktion til medicinsk simulation :

Oprindelse: Fra aeronautisk uddannelse til medicin.

Udvikling : Fremkomsten af simulationsteknologier og deres integration i det medicinske pensum.

Typer af simulation :

High-fidelity mannequiner: Anatomisk korrekte modeller, der er i stand til at gengive vitale tegn og symptomer.

Virtuelle simulationer: Computerprogrammer og augmented reality til at fordybe studerende i en medicinsk situation.

Rollespil: iscenesættelse af scenarier med skuespillere, der spiller rollen som patienter.

Fordele ved simulation :

Risikofri praksis: Eleverne kan begå fejl uden reelle konsekvenser for patienten.

Reproduktion af sjældne scenarier: Simuler sjældne, men alvorlige situationer, der kræver en hurtig og effektiv reaktion.

Feedback med det samme: Underviserne kan tilbyde feedback og debriefing i realtid efter hver session.

Opbygning af **selvtillid:** Eksponering for gentagne situationer styrker elevernes færdigheder og selvtillid.

Anvendelse til behandling af forbrændinger:

Indledende vurdering: Simulering af ankomsten af en alvorligt forbrændt patient.

Luftvejshåndtering: Træning i håndtering af respiratoriske komplikationer hos brandsårspatienter.

Invasive procedurer: Udførelse af teknikker som debridering eller hudtransplantation på mannequiner.

Følelseshåndtering: rollespilssituationer, der hjælper plejepersonalet med at håndtere deres egne og patienternes følelser.

Integrering af simulation i læseplanen :

Grunduddannelse: Inkluder simulation fra de tidligste stadier af sygeplejerskeuddannelsen.

Løbende træning: Regelmæssige genopfriskningskurser for at opdatere og styrke færdigheder.

Udfordringer og perspektiver :

Høje omkostninger: Højteknologisk simulering kan være dyrt.

Teknologisk opdatering: At holde udstyr og programmer opdaterede.

Uddannelse af undervisere: Sikring af, at underviserne er kompetente til at undervise ved hjælp af simulation.

Validering: Løbende forskning for at påvise effektiviteten af simulation i forhold til at forbedre patientresultaterne.

Simulationstræning har radikalt ændret den måde, hvorpå sygeplejersker og lægehold forberedes på at møde udfordringerne ved brandsårspleje. Det efterligner stress, hastværk og kompleksiteten i virkelige situationer, samtidig med at det giver et sikkert læringsmiljø. Efterhånden som teknologien udvikler sig, er det sikkert, at simulation vil spille en stadig mere central rolle i uddannelsen af sundhedspersonale og forberede dem optimalt på at yde kvalitetspleje til brandsårspatienter.

Kapitel 9

ETIK OG BRANDSÅRSBEHANDLING

Informeret samtykke
og respekt for patientens autonomi

Informeret samtykke er en hjørnesten i moderne medicin og afspejler den værdi, man tillægger patientens autonomi. I forbindelse med brandsårsbehandling, hvor indgreb kan være invasive, smertefulde og have langsigtede konsekvenser, kan vigtigheden af informeret samtykke og respekt for autonomi ikke undervurderes.

- Forståelse af informeret samtykke :
  - **Baggrund:** Fra simpel autorisation til en informationsudvekslingsproces.
  - **Etiske principper:** Autonomi, velgørenhed, ikke-velgørenhed og retfærdighed.
  - **Lovgivning:** De gældende love og bestemmelser vedrørende medicinsk samtykke.
- Elementer i informeret samtykke :
  - **Information:** Patienter skal være fuldt informeret om deres tilstand, de tilgængelige behandlingsmuligheder og de tilknyttede risici og fordele.
  - **Forståelse:** Patienten skal forstå den information, der gives, og undgå medicinsk jargon.
  - **Villighed:** Samtykke skal gives frivilligt, uden tvang eller pres.
  - **Kapacitet:** Patienten skal være mentalt og følelsesmæssigt i stand til at træffe en beslutning.
- Betydningen af dialog :
  - **Aktiv lytning:** At være opmærksom på patientens bekymringer, spørgsmål og værdier.
  - **Spørgsmål:** Opmuntr patienterne til at stille spørgsmål for at afklare deres tvivl.

- **Tilpasningsevne:** Tilpasning af information til patientens forståelsesniveau og specifikke behov.

Samtykke i forbindelse med forbrændinger :

- **Akut versus autonomi:** Navigering i situationer, hvor hurtig behandling er påkrævet, samtidig med at patientens autonomi respekteres.
- **Særlige hensyn:** Patienter under indflydelse af medicin, børn eller traumatiserede personer kan have brug for en tilpasset tilgang til samtykke.

Afvisning af behandling :

- **Respekter beslutningen:** Selv hvis det medicinske personale ikke er enige.
- **Rådgivning:** Tilbyder vejledning og støtte i tilfælde af afslag for at sikre, at patienten fuldt ud forstår konsekvenserne.

Særlige tilfælde :

- **Juridiske værger:** For patienter, der ikke er i stand til at give samtykke (børn, personer med kognitiv svækkelse).
- **Nødsituationer:** Når der ikke er tid til at indhente fuldt informeret samtykke.

Udfordringer og bekymringer :

- **Sprogbarrierer:** Hvordan sikrer man informeret samtykke, når patienten og sundhedspersonalet ikke taler samme sprog?
- **Kulturel mangfoldighed:** At respektere og forstå forskellige kulturelle perspektiver på sundhed og behandling.

Informeret samtykke er meget mere end blot en administrativ formalitet; det er et udtryk for den dybe respekt for patientens autonomi og værdighed. I behandlingen af brandsår, hvor beslutninger kan have livslange konsekvenser, er denne balance mellem at yde optimal pleje og respektere patientens ønsker både en kunst og en videnskab. Det er en konstant påmindelse til sundhedspersonalet om den iboende menneskelighed i deres arbejde, der bekræfter, at hver patient ikke kun er en krop, der skal plejes, men også en stemme, der skal lyttes til, og en vilje, der skal respekteres.

Refleksioner over livets afslutning om ubarmhjertig behandling

Behandlingen af svært forbrændte patienter stiller lægeteams over for store etiske dilemmaer. Et af de mest påtrængende er balancen mellem at forlænge livet gennem intensiv medicinsk intervention og anerkendelsen af, at der kan være tidspunkter, hvor det er i patientens bedste interesse at begrænse eller stoppe behandlingen. Dette kapitel ser på det ømtålelige spørgsmål om terapeutisk forlængelse ved livets afslutning.

Forståelse af terapeutisk   overkill :
Definition: Skelnen mellem legitim intensiv pleje og overdreven behandling uden reel gavn for patienten.
Baggrund: Udviklingen af medicinske teknologier og evnen til at forlænge livet.
Etiske   principper på spil :
Autonomi: Respekt for patientens ønsker og værdier.
Beneficence: At sørge for optimalt velvære for patienten.
Non-maleficence: At gøre ingen skade eller undgå at forårsage unødvendig skade.
Retfærdighed: Sikring af retfærdighed i beslutningsprocessen.

Vurdering af livskvalitet :

Iboende udfordringer: Subjektiviteten i begrebet "livskvalitet".

Klinisk evaluering: For at vurdere potentialet for funktionel bedring, smerte og anden sygelighed.

Patientperspektiv: hvordan patienten opfatter sin livskvalitet og sine forventninger til fremtiden.

Kommunikation med patienten og familien :

Åbenhed: Opmuntring til ærlig dialog om prognose og behandlingsmuligheder.

Følelsesmæssig støtte: Anerkendelse af og reaktion på patienters og deres familiers følelsesmæssige behov.

Fælles beslutningstagning: aktiv inddragelse af patienten og familien i beslutninger om pleje.

Beslutning om at begrænse eller stoppe behandlingen :

Kliniske overvejelser: Analyser chancerne for helbredelse og de potentielle fordele ved interventioner.

Etiske overvejelser: Vurder, om fortsat behandling udgør terapeutisk overkill.

Forhåndsdirektiver : Betydningen af forhåndsdirektiver udarbejdet af patienten.

Støtte ved livets afslutning :

Palliativ pleje: lindring af smerter og forbedring af livskvaliteten.

Psykologisk støtte: til patienten, familien og plejeteamet.

Ritual og spiritualitet: Anerkendelse af betydningen af spirituelle behov ved livets afslutning.

Refleksion over plejernes rolle:

Følelsesmæssige udfordringer: Håndtering af stress, skyldfølelse og sorg.

Professionel støtte: vigtigheden af supervision, diskussionsgrupper og løbende træning.

Livets afslutning er et følsomt øjeblik, der kræver følsomhed, medfølelse og visdom fra plejepersonalets side. I plejen af patienter med alvorlige forbrændinger er det afgørende at erkende, hvornår kampen for livet kan blive til terapeutisk overkill, der ikke længere tjener patientens velbefindende. Disse refleksioner over livets afslutning er en påmindelse om vigtigheden af menneskelig værdighed og respekt for det enkelte individ, selv i de mørkeste og mest komplekse øjeblikke inden for medicin.

Den kulturelle dimension: respekt for overbevisninger og traditionel praksis

Behandlingen af patienter i brandsårssammenhæng skal, som på alle andre medicinske områder, være gennemsyret af kulturel sensitivitet. Kulturelle og religiøse overbevisninger kan påvirke opfattelsen af sygdom, beslutninger om behandling og den måde, hvorpå patienter og deres familier oplever den medicinske behandling. I dette afsnit undersøger vi, hvordan den kulturelle dimension fletter sig ind i den medicinske behandling.

Introduktion til kulturel kompetence :

Definition: Hvad er kulturel kompetence i sundhedssektoren?

Vigtighed: Hvorfor er det vigtigt i behandlingen af brandsårsofre?

Anerkendelse af de mange forskellige overbevisninger om forbrændinger:

Brandsårs oprindelse: Hvordan forskellige kulturer opfatter årsagen til brandsår.

Behandling og helbredelse: De forskellige traditionelle tilgange og overbevisninger, der er forbundet med helbredelsesprocessen.

Interkulturel kommunikation :

Sprogbarrierer: Vigtigheden af tolke og præcise oversættelser.

Uudtalte ord og nuancer: Anerkendelse af, at kommunikation er mere end ord.

Aktiv lytning: En nøgle til virkelig at forstå patientens perspektiv.

Respektfuld integration af traditionel praksis:

Vurdering af praksisser: At afgøre, om de er komplementære eller potentielt skadelige.

Dialog: Diskuter bekymringer åbent, mens du værdsætter patientens overbevisninger.

Tilpasninger: Hvis det er muligt og sikkert, så indarbejd traditionelle remedier eller ritualer i plejeplanen.

Religiøse overvejelser :

Ritualer: At tage hensyn til rituelle behov, såsom bønner eller renselsesritualer.

Perspektiver på lidelse og død: hvordan forskellige religioner ser på disse begreber, og hvordan det kan påvirke medicinske beslutninger.

Etik og beslutninger om livets afslutning :

Respekt for værdier: Hver kultur har sit eget syn på liv, død, værdighed og lidelse.

Informeret samtykke: Sikring af, at patienten og familien virkelig forstår konsekvenserne af medicinske beslutninger i deres kulturelle kontekst.

Støtte til familien :

Familieroller: I nogle kulturer spiller familien en central rolle i medicinske beslutninger.

Sorg og begravelsesritualer: Forståelse og respekt for de forskellige måder, hvorpå kulturer oplever sorg og ærer de døde.

Moderne medicin, med dens teknologiske fremskridt, skal også være dybt forankret i menneskelighed. At respektere den kulturelle dimension i plejen er en måde at bekræfte den enkelte patients værdighed og unikke karakter på. Ved at bygge bro mellem medicinsk viden og kulturelle overbevisninger kan plejepersonalet tilbyde virkelig patientcentreret og holistisk pleje, der afspejler en dybt empatisk og respektfuld tilgang til medicin.

Kapitel 10

VIGTIGHEDEN AF FOREBYGGELSE

Offentlig uddannelse:
Kampagner og oplysningskampagner

Det er altafgørende at oplyse offentligheden om risikoen for og forebyggelsen af forbrændinger. Gennem tiderne har samfund været udsat for farer fra ild, kogende vand, kemikalier og elektricitet. Men på trods af de konstante udfordringer har menneskeheden altid haft evnen til at tilpasse sig, lære og vokse. Derfor er bevidstheds- og uddannelseskampagner blevet en hjørnesten i beskyttelsen af samfundet mod potentielle farer.

Fra barnsben lærer vi at frygte og respektere ild. Fortællinger og legender, der er overleveret fra generation til generation, har ofte fungeret som advarsler. Men efterhånden som samfundet udvikler sig, må undervisningsmetoderne også tilpasse sig. Takket være medierne og teknologien har vi i dag mulighed for at nå ud til millioner af mennesker, dele gribende historier og give praktiske råd om, hvordan man forebygger forbrændinger.

Oplysningskampagner handler ikke kun om forebyggelse. De giver også ressourcer til dem, der har været udsat for forbrændinger, og fremhæver historier om overlevelse, modstandsdygtighed og håb. Gennem disse kampagner bliver samfundet informeret om de udfordringer, de overlevende står over for, deres kampe, men også deres triumfer.

Men for at en kampagne skal være effektiv, skal den være relevant og finde genklang hos sit publikum. Den skal bruge en række forskellige kommunikationsmetoder, såsom sociale medier, tv, radio og workshops i lokalsamfundet. Hvert budskab skal skræddersys til målgruppen, uanset om det er børn, der leger i nærheden af et komfur, arbejdere på en byggeplads eller ældre mennesker, der bor alene.

Ud over mediekampagner er det vigtigt at engagere lokalsamfundet. Organisering af workshops, demonstrationer og uddannelsesprogrammer i skoler, forsamlingshuse og på arbejdspladser kan have en stor effekt. Direkte interaktion giver ikke kun mulighed for at dele information, men også for at adressere bekymringer, høre personlige historier og skræddersy fremtidige programmer til lokalsamfundets behov.

Men folkeoplysning handler ikke kun om forebyggelse og støtte. Det handler også om at nedbryde det stigma, der er forbundet med forbrændinger. Ved at dele historier om overlevelse, demonstrere medicinske fremskridt og fejre mangfoldigheden af menneskelige erfaringer, kan vi hjælpe med at skabe et mere forstående og empatisk samfund.

I sidste ende er uddannelse og bevidsthed stærke værktøjer til at beskytte, vejlede og forene samfundet. Gennem effektiv kommunikation, oprigtig involvering af lokalsamfundet og en dedikation til livslang læring kan vi ikke kun forebygge forbrændinger, men også støtte de berørte og opbygge en mere sikker og omsorgsfuld verden for alle.

Rådgivning
at forebygge ulykker i hjemmet

Hjemmet opfattes ofte som et fristed, et sted med sikkerhed og komfort. Men der sker mange ulykker i hjemmet. Mens nogle af disse hændelser kan være mindre, kan andre have alvorlige eller endda fatale konsekvenser. Heldigvis kan mange ulykker i hjemmet undgås gennem forebyggelse og bevidsthed. Her er nogle tips til, hvordan man sikrer et sikkert hjemmemiljø for alle.

Forebyggelse af fald :

Gør trapper sikre: Brug børnesikringsgitre, og installer solide gelændere.

Fjern forhindringer: Sørg for, at gange og korridorer er ryddet. Undgå at lade genstande ligge og flyde.

Fastgør tæpperne: Brug skridsikre puder til at forhindre tæpperne i at glide.

Belysning: Sørg for, at dit hjem er godt oplyst, især områder som trappeopgange.

Forebyggelse af forbrændinger :

Madlavning: Lad aldrig håndtagene på gryder vende udad, og brug så vidt muligt baglygter.

Varmt vand: Indstil vandvarmeren til en maksimal temperatur på 50°C.

Kemiske produkter: Opbevar husholdningsprodukter utilgængeligt for børn.

Forebyggelse af forgiftning:

Medicin: Opbevar al medicin i børnesikrede beholdere og uden for børnenes rækkevidde.

Kemiske produkter: Læs altid etiketterne, og opbevar farlige produkter væk fra fødevarer.

Forebyggelse af drukning :

Swimmingpools: Installer en barriere med en låsbar dør omkring swimmingpools. Efterlad aldrig børn uden opsyn i nærheden af vand.

Badeværelser: Efterlad aldrig et barn uden opsyn i et badekar, heller ikke et med lidt vand.

Beskyttelse mod elektricitet :

Stikkontakter: Brug beskyttelse til stikkontakter, hvis du har små børn.

Kabler: Overbelast ikke stikkontakterne, og hold kablerne væk fra passager.

Brandbeskyttelse :

Detektorer: Installer røg- og kuliltedetektorer, og kontroller deres funktion regelmæssigt.

Evakueringsplan: Udarbejd en evakueringsplan ved brand, og øv den med alle familiemedlemmer.

Stearinlys: Efterlad aldrig et tændt stearinlys uden opsyn.

Børnesikkerhed :

Fastklemning: Undgå møbler med mellemrum, hvor børn kan få hovedet eller fingrene i klemme.

Giftige produkter: Hold rengøringsmidler, pesticider og lignende produkter uden for børns rækkevidde.

Sikkerhed for kæledyr :

Sørg for, at dine stueplanter ikke er giftige for dyr.

Undgå at lade små genstande ligge og flyde, som dyrene kan sluge.

Ved at tage disse forholdsregler og være konstant årvågen kan man undgå mange ulykker i hjemmet. Et sikkert hjem er et hjem, hvor alle familiemedlemmer, fra de yngste til de ældste, kan leve og trives uden frygt for uventede ulykker.

Integration af programmer forebyggelse i skoler

Skolen spiller en central rolle i børn og unges liv. Det er ikke kun et sted for akademisk læring, men også et sted, hvor unge mennesker tilegner sig vigtige livsfærdigheder. At integrere forebyggelsesprogrammer i skolerne er derfor en effektiv strategi til at nå ud til et stort antal unge mennesker og øge deres bevidsthed om forskellige sikkerhedsspørgsmål. Her er, hvordan det kan gøres:

- Vurdering af behov :
  - Før man implementerer et forebyggelsesprogram, er det vigtigt at identificere skolens specifikke behov. Det kan gøres gennem undersøgelser af elever, forældre og lærere eller ved at analysere tidligere hændelser.
- Programudvikling :
  - Når behovene er blevet identificeret, er det tid til at udvikle et skræddersyet program. Det kan omfatte workshops, demonstrationer, simuleringer, specifikke kurser eller præsentationer af fagfolk.
- Uddannelse af lærere:
  - For at sikre programmets effektivitet er det afgørende, at lærerne er veluddannede til at levere det. De bør modtage regelmæssig træning for at holde sig ajour med bedste praksis og nye resultater.
- Integration af læseplaner :
  - Indarbejd forebyggelseslektioner i det eksisterende pensum. For eksempel kan naturfagstimerne handle om farerne ved kemiske produkter, mens idrætstimerne kan handle om sikkerhed under fysiske aktiviteter.
- Interaktive aktiviteter :
  - Unge mennesker er ofte mere modtagelige, når læringen er interaktiv. Organiser praktiske workshops, spil, simulationer eller konkurrencer for at gøre emnet mere engagerende.
- Inddragelse af forældre :
  - Forældre spiller en vigtig rolle i forebyggelsen. Organiser informationsmøder for at gøre dem opmærksomme på potentielle farer og give råd om, hvordan man forbedrer sikkerheden i hjemmet.

- Samfundspartnerskaber :
  - Samarbejde med det lokale politi, brandvæsen, hospitaler og andre relevante organisationer for at øge programmets rækkevidde og effekt.
- Løbende vurdering og forbedring :
  - Når programmet er blevet implementeret, er det vigtigt at evaluere dets effektivitet. Indsaml feedback, analyser hændelser, og tilpas programmet derefter.
- Fremme af en forebyggelseskultur :
  - Tilskynd til en kultur, hvor sikkerhed værdsættes. Det kan omfatte anerkendelse af elever, der udviser sikker adfærd, eller oprettelse af en sikkerhedsklub på skolen.
- Regelmæssige opdateringer :
  - Samfundet ændrer sig, og det samme gør de potentielle farer, som unge mennesker står over for. Sørg for at opdatere programmet regelmæssigt for at holde det relevant.

Ved at integrere forebyggelsesprogrammer i skolerne giver vi de unge et solidt fundament, som de kan bygge en sikker fremtid på. Det er vigtigt at anerkende, at forebyggelse er en samfundsindsats, der kræver engagement og samarbejde fra alle for at sikre vores børns trivsel.

Kapitel 11

97

UDFORDRINGERNE I HOSPITALSMILJØET

Ressourcestyring:
menneskelige, materielle og finansielle

Effektiv ressourcestyring er afgørende for enhver organisations gnidningsløse drift og succes, uanset om det er et hospital, en virksomhed eller en skole. Den fornuftige fordeling af menneskelige, materielle og økonomiske ressourcer sikrer ikke kun en gnidningsløs drift, men maksimerer også produktiviteten og rentabiliteten.

1. Menneskelige ressourcer:

Strategisk planlægning: Identificer nuværende og fremtidige personalebehov for at opfylde organisationens mål.

Rekruttering og udvælgelse: Indfør robuste processer til at tiltrække og udvælge de rigtige talenter.

Uddannelse og udvikling: Sørg for, at personalet er veluddannet og har de nødvendige færdigheder til at opfylde kravene i deres job.

Evaluering af præstationer: Etablering af regelmæssige evalueringssystemer for at måle præstationer og identificere områder, der kan forbedres.

Medarbejdernes velbefindende: Tilfredse og sunde medarbejdere er mere produktive. Invester i dine medarbejderes velbefindende.

2. Materielle ressourcer :

Behovsvurdering: Vurder regelmæssigt organisationens materielle behov.

Indkøb: Anskaf det udstyr, du har brug for, med omtanke og med fokus på kvalitet og omkostningseffektivitet.

Vedligeholdelse: Sørg for, at alt udstyr og alle installationer er godt vedligeholdt for at undgå afbrydelser.

Inventar: Før en nøjagtig fortegnelse over alle materielle aktiver for at spore brug, afskrivning og eventuel udskiftning.

Sikkerhed: Beskyt dine hardwareressourcer mod tyveri, skader og andre tab.

3. Finansielle ressourcer :

Budgettering: Udarbejd et klart budget, der beskriver forventede indtægter og planlagte udgifter.

Udgiftsregistrering: Før nøjagtigt regnskab med udgifterne for at sikre, at de holder sig inden for budgettet.

Risikostyring: Identificer og vurder potentielle finansielle risici, og indfør foranstaltninger til at afbøde dem.

Rapportering: Opret regelmæssige økonomiske rapporter for at informere beslutningstagere og interessenter om organisationens økonomiske sundhed.

Investeringer : For overskydende midler skal du overveje sunde investeringer, der kan give fremtidige afkast.

Omkostningsoptimering: Søg efter måder at optimere omkostningerne på, samtidig med at kvaliteten af tjenester eller produkter opretholdes eller forbedres.

Hver type ressource giver sine egne udfordringer og kræver særlig opmærksomhed. Effektiv ressourcestyring kræver strategisk planlægning, løbende overvågning og tilpasningsevne for at imødekomme organisationens skiftende behov. I sidste ende er målet at bruge disse ressourcer på en måde, der maksimerer værdien for organisationen og samtidig sikrer dens langsigtede bæredygtighed.

Sikring af kvalitet i plejen i et stressende miljø

At arbejde inden for det medicinske område, og især på en specialafdeling som en brandsårsafdeling, kræver ikke kun klinisk ekspertise, men også evnen til at fungere effektivt i et ofte stressende miljø. Udfordringerne er mange: de alvorlige tilfælde, de følelsesmæssige behov hos patienter og deres familier og det konstante pres for at yde kvalitetspleje. Sådan sikrer du kvalitetspleje, mens du håndterer stress i miljøet:

1. Efteruddannelse :

Medicin er i konstant udvikling. For at yde den bedst mulige pleje er det vigtigt at holde sig ajour med de nyeste teknikker, behandlinger og forskning. Regelmæssig træning kan hjælpe sundhedspersonalet med at føle sig mere kompetente og mindre stressede i forhold til de daglige udfordringer.

2. Ryd protokoller:

Klare retningslinjer og protokoller sikrer, at personalet selv i stressede situationer ved præcis, hvad de skal gøre. Det minimerer fejl og sikrer kontinuitet i plejen.

3. Teamstøtte :

Skab et støttende arbejdsmiljø. Teams, der arbejder godt sammen, kan dele arbejdsbyrden, tilbyde rådgivning og reducere følelsen af isolation.

4. Supervision og feedback :

Regelmæssig supervision og feedback hjælper med at identificere potentielle problemer på et tidligt tidspunkt, styrker god praksis og giver et forum til at diskutere bekymringer.

5. Foranstaltninger til reduktion af stress:

Indfør stresshåndteringsteknikker som meditation, åndedrætsøvelser eller regelmæssige pauser for at hjælpe personalet med at lade op i løbet af dagen.

6. Psykologiske støttetjenester :

Anerkende de følelsesmæssige konsekvenser af at arbejde i et stressende miljø. Give adgang til rådgivning eller psykologisk støtte til dem, der har brug for det.

7. Gennemgang af morbiditet og mortalitet :

Hold regelmæssige møder for at gennemgå tilfælde, hvor resultaterne ikke var optimale. Det giver mulighed for at lære, justere praksis og løbende forbedre plejen.

8. Inddragelse af patienter :

Inddrag aktivt patienter og deres familier i beslutninger om deres pleje. Det skaber et plejepartnerskab og kan bidrage til større patienttilfredshed.

9. Teknologi og innovation :

Brug teknologi til at forbedre kvaliteten af plejen, hvad enten det er gennem elektroniske patientjournaler til bedre koordinering af plejen eller innovationer, der direkte forbedrer behandlingen.

10. Udvikling af personale:

Anerkend og beløn jævnligt medarbejderne for deres engagement og hårde arbejde. Værdsatte medarbejdere er mere tilbøjelige til at forblive engagerede og motiverede.
I sidste ende ligger nøglen til at sikre kvalitetspleje i et stressende miljø i en kombination af solid træning, robust støtte og åben kommunikation. Når disse elementer er på plads, kan selv de mest stressende udfordringer tackles med dygtighed og omhu.

Samarbejde med andre hospitalsafdelinger (intensiv, kirurgi osv.)

Pleje af patienter, især dem med alvorlige forbrændinger, kræver ofte en tværfaglig tilgang. Brandsårsafdelingen fungerer ikke isoleret, men arbejder tæt sammen med andre hospitalsafdelinger for at sikre holistisk pleje. Forståelse og optimering af dette samarbejde er afgørende for en effektiv behandling.

1. Vigtigheden af samarbejde :
Kompleksiteten ved alvorlige forbrændinger kan medføre komplikationer, som ligger uden for en enkelt afdelings ansvarsområde. For eksempel kan en svært forbrændt patient have brug for intensiv pleje, rekonstruktiv kirurgi, åndedrætshjælp eller psykologisk støtte.

2. Genoplivning :
Forbrændingspatienter, især dem med forbrændinger over en stor del af kroppen, kan have brug for genoplivning for at stabilisere deres vitale funktioner. Et tæt samarbejde med intensivafdelingen sikrer en smidig overgang for patienterne mellem afdelingerne.

3. Kirurgi :
Brandsårsafdelingen og den kirurgiske afdeling er nødt til at arbejde hånd i hånd, især når det gælder procedurer som kirurgisk debridement, hudtransplantationer eller rekonstruktiv kirurgi. Flydende kommunikation mellem disse teams er afgørende for en vellykket planlægning og udførelse af disse procedurer.

4. Pneumologi :
Patienter, der har indåndet røg eller giftige gasser, kan have luftvejsskader, der kræver indgriben fra respirationsafdelingen. Vurdering og behandling af lungeskader er ofte en vigtig del af helbredelsen.

5. Dermatologi :
Ud over at behandle forbrændinger med det samme kan dermatologer spille en afgørende rolle i helingsfasen og forhindre grimme eller invaliderende ar.

6. Psykiatri og psykologi :
Det traume, der er forbundet med en alvorlig forbrænding, er ikke kun fysisk. Ofrene kan lide af posttraumatisk

stresssyndrom, angst, depression eller andre psykiske lidelser. Passende psykologisk pleje er derfor afgørende.

7. Fysioterapi :

Rehabilitering efter forbrændinger er afgørende for at bevare mobiliteten og minimere sammentrækninger. Fysioterapeuter hjælper med patientens fysiske genoptræning.

8. Ernæring :

Forbrændingspatienters energibehov er betydeligt forøget. Diætister kan derfor blive bedt om at udvikle passende diæter.

9. Sagsbehandling og socialarbejdere :

At navigere gennem rekonvalescens kan være en udfordring for patienter og deres familier. Case managers og socialarbejdere kan tilbyde værdifuld støtte ved at koordinere plejen og stille ressourcer til rådighed.

10. Kommunikation mellem afdelingerne :

Et afgørende punkt er at sikre en gennemsigtig og regelmæssig kommunikation mellem de forskellige afdelinger. Tværfaglige møder, hvor sagerne diskuteres kollektivt, kan lette dette samarbejde.

Hver hospitalsafdeling har sin egen unikke ekspertise, og deres harmoniske integration er afgørende for at give brandsårspatienter den bedste chance for at komme sig og vende tilbage til et normalt liv.

KAPITEL 12

TILBAGE TIL VIRKSOMHEDEN OG SELVACCEPT

Æstetisk rekonstruktion: rekonstruktiv kirurgi og medicinsk tatovering

Når den akutte fase af en forbrænding er overstået, og helingen er begyndt, begynder en ny fase for mange patienter: den æstetiske rekonstruktion. Denne fase er afgørende, da den har dybtgående konsekvenser ikke kun for patientens fysiske udseende, men også for deres følelsesmæssige og psykologiske velbefindende.

1. Rekonstruktiv kirurgi :

Efter forbrændinger kan huden trække sig sammen og efterlade udstrakte eller deforme områder. Formålet med rekonstruktiv kirurgi er at genoprette funktionen og forbedre det æstetiske udseende af disse områder. Det kan involvere teknikker som f.eks:

- **Z-plastikker:** Z-formede snit bruges til at reorganisere eller omfordele hudspændinger.
- **Lambeaux:** Vævsstykker med blodforsyning flyttes for at dække et defekt område.
- **Hududvidelse:** Bruger balloner indsat under huden til gradvist at strække sund hud, som derefter kan bruges til at dække et nærliggende område.

2. Medicinsk tatovering :

Medicinsk tatovering, eller mikropigmentering, er en teknik, hvor man indsætter pigmenter i læderhuden for at forbedre udseendet af brandsårsar. Det kan hjælpe med at :

- **Camouflage af ar:** Pigmenterne vælges, så de matcher patientens naturlige hudfarve, hvilket reducerer arrenes udseende.
- **Gendannelse af ansigtstræk:** Hvis en forbrænding har påvirket områder som øjenbryn eller læber, kan medicinsk tatovering hjælpe med at redefinere disse områder.

3. Dermabrasion og kemisk peeling :

Disse teknikker har til formål at fjerne eller reducere de overfladiske hudlag for at forbedre strukturen og udseendet af brandsårsar.

4. Laserterapi :

Lasere kan bruges til at forbedre arrenes farve, struktur og elasticitet. De kan også hjælpe med at reducere rødme eller pigmentering af ar.

5. Psykologiens rolle :

Kosmetisk rekonstruktion handler ikke kun om at se godt ud. Patienter kan have komplekse eller ambivalente følelser omkring operationen eller være bekymrede for resultatet. Psykologisk støtte er afgørende for at hjælpe dem med at navigere i disse følelser og træffe informerede beslutninger.

6. Tid og tålmodighed :

Æstetisk rekonstruktion er ofte en langvarig proces, som kan kræve flere kirurgiske indgreb og ikke-kirurgiske behandlinger over flere år. Patienterne skal informeres om denne rejse, og der skal opstilles realistiske forventninger.
Æstetisk rekonstruktion efter en alvorlig forbrænding er en rejse, der kombinerer kunst og videnskab inden for medicin. Selvom vejen kan være lang og nogle gange vanskelig, giver moderne fremskridt håb om betydelig forbedring, både funktionelt og æstetisk, for overlevende brandsår.

Foreningernes rolle af brandsårsofre

Når folk bliver alvorligt forbrændt, står de ikke kun over for fysiske udfordringer, men også følelsesmæssige, psykologiske og sociale. Brandofferforeninger spiller en uundværlig rolle i at bygge bro mellem den første medicinske behandling og en tilbagevenden til et fuldt og givende liv. De fungerer som et støttenetværk, der stiller værdifulde ressourcer til rådighed for brandofre og deres familier.

1. Følelsesmæssig og psykologisk støtte :

Foreninger organiserer ofte støttegrupper for overlevende. Disse grupper giver ofrene mulighed for at dele deres erfaringer, diskutere deres udfordringer og finde trøst i selskab med mennesker, der har været i lignende situationer.

2. Uddannelse :

Foreninger uddanner overlevende om heling af brandsår, smertebehandling, rekonstruktiv kirurgi og andre aspekter af helbredelse. Disse oplysninger kan hjælpe patienterne med at forstå deres situation og træffe informerede beslutninger om deres behandling.

3. Fortalervirksomhed :

Mange foreninger forsvarer brandsårsofres rettigheder og sikrer, at de gældende politikker og love fuldt ud støtter deres helbredelse og reintegration i samfundet.

4. Øge bevidstheden :

Ud over at yde støtte til ofrene spiller foreningerne også en afgørende rolle i at øge offentlighedens bevidsthed om de farer, der kan føre til forbrændinger, og hvordan man forebygger disse ulykker.

5. Lejre for børn :

Foreninger organiserer ofte terapeutiske lejre for unge overlevende. Disse lejre giver børnene mulighed for at finde sig selv, lære livsfærdigheder og øge deres selvværd i et sikkert og stimulerende miljø.

6. Finansiel bistand :

Nogle foreninger kan tilbyde økonomisk støtte eller ressourcer til at hjælpe brandofre med at dække omkostningerne til behandling, udstyr eller tilpasninger, der er nødvendige i hjemmet.

7. Ressourcer til rehabilitering :

De giver også information om rehabiliteringscentre, terapeuter og andet sundhedspersonale, der er specialiseret i behandling af forbrændinger.

8. Fora og workshops :

Disse arrangementer giver overlevende, familier og fagfolk mulighed for at mødes og udveksle viden, erfaringer og best practice.

9. Støtte til forskning :

Talrige foreninger støtter forskning i brandsårsbehandlinger, rekonstruktiv kirurgi og innovative terapier i håb om at skabe løbende forbedringer i brandsårsbehandlingen.

Foreninger for brandsårsofre spiller en mangesidet rolle, der omfatter både patientstøtte og offentlig opmærksomhed. Deres arbejde, der ofte er drevet af passion og empati, er en vigtig del af økosystemet for brandsårsbehandling.

At hjælpe patienter med at finde deres plads igen: professionel, social og familiemæssig støtte

Helbredelse efter en alvorlig forbrænding går langt ud over fysisk genopretning. Arret, hvad enten det er synligt eller skjult, kan påvirke en persons identitet, følelse af tilhørsforhold og evne til at interagere med omverdenen dybt. Det er en rejse, der kræver en holistisk tilgang med fokus på professionel, social og familiemæssig rehabilitering.

1. Professionel støtte :

- **Træning og rehabilitering:** Der kan arrangeres workshops for at hjælpe ofrene med at tilegne sig nye færdigheder eller tilpasse deres eksisterende færdigheder til nye professionelle roller.
- **Karriererådgivning:** Specialister kan guide patienter gennem karrieremuligheder, der passer til deres nye virkelighed.
- **Tilpasning af arbejdspladsen:** Sikring af de nødvendige tilpasninger, såsom fleksible arbejdstider, et ergonomisk miljø eller adgang til medicinsk udstyr.

2. Social støtte :

- **Gruppeterapi:** Disse sessioner giver patienterne mulighed for at dele deres erfaringer, frygt og håb med andre, der har været igennem lignende oplevelser.
- **Sociale aktiviteter og fritidsaktiviteter:** De opmuntrer til interaktion og genopbygger selvtilliden. At deltage i aktiviteter som sport, kunst eller musik kan være særligt terapeutisk.
- **Oplysningsarrangementer:** At deltage i arrangementer, der øger bevidstheden om forbrændingstraumer, kan give mening til deres oplevelse og hjælpe med at reducere stigmatisering.

3. Støtte fra familien :

- **Familieterapi:** Forbrændinger af et lem kan ændre familiedynamikken. Terapi hjælper med at løse spændinger, afklare roller og styrke bånd.
- **Uddannelse af plejepersonale:** Familiemedlemmer kan have brug for træning for at kunne hjælpe

patienten med de daglige rutiner eller den medicinske pleje.

- **Dele rum for pårørende:** Støttegrupper for pårørende kan hjælpe dem med at håndtere deres egen stress og bedre støtte patienten.

4. Integration i samfundet:

- **Mentorprogrammer:** Tidligere patienter kan fungere som mentorer for nye patienter og give dem et unikt og betryggende perspektiv.
- **Samarbejde med kommunale tjenester:** Dette sikrer, at patienterne har adgang til tjenester som tilpasset transport, hjælpeprogrammer eller boliginitiativer.

5. Støtte til selvværd:

- **Billedråd:** At lære patienter at bruge tøj eller makeup til at skjule ar kan forbedre deres selvtillid.
- **Individuel psykologisk støtte:** Individuel terapi kan hjælpe med at løse problemer med selvværd, kropsskam eller identitet.

Vejen til et fuldt liv efter en alvorlig forbrænding er vanskelig. Men med den rette støtte, der dækker professionelle, sociale og familiemæssige dimensioner, kan en patient ikke bare heles, men også trives, genvinde sin plads i samfundet og leve et rigt og tilfredsstillende liv.

Kapitel 13

EFTERUDDANNELSE OG FORSKNING

Konferencer og webinarer og workshops følger

På det medicinske område, og især inden for pleje af patienter med alvorlige forbrændinger, er efteruddannelse afgørende, hvis vi skal forblive på forkant med viden og praksis. Sundhedspersonale er nødt til at være opdateret med nye teknikker, innovativ forskning og best practice for at kunne tilbyde patienterne den bedst mulige pleje. Konferencer, webinarer og workshops er fremragende måder at lære, netværke og udveksle viden på.

1. Konferencer :

- **Internationale kongresser:** Disse arrangementer samler eksperter fra hele verden. De giver et overblik over fremskridt inden for brandsårspleje og giver mulighed for frugtbare udvekslinger mellem fagfolk.
- **Nationale konferencer:** Disse mere lokale begivenheder giver mulighed for at behandle emner, der er specifikke for en given region eller befolkning.

2. Webinarer :

- **Uddannelsesrækker:** Nogle organisationer eller foreninger tilbyder uddannelsesrækker om specifikke emner, så fagfolk kan udvide deres viden uden at skulle rejse.
- **Præsentationer af nyere forskning :** Hurtig formidling af nye opdagelser er afgørende på det medicinske område. Webinarer er en fremragende måde at dele disse fremskridt på i realtid.

3. Workshops :

- **Praktiske workshops:** Dette er interaktive sessioner, hvor deltagerne kan øve nye teknikker under opsyn af eksperter. De kan dække emner som smertebehandling, forbindingsmetoder eller rekonstruktiv kirurgi.

- **Kliniske simulationer:** Disse workshops giver fagfolk mulighed for at simulere virkelige kliniske scenarier for at finpudse deres færdigheder.

Hvordan vælger man de rigtige events?

- **Undersøg talerne: Hvis du** finder ud af, hvem der er gæsteeksperter, og hvilke emner de vil behandle, kan det give dig en idé om arrangementets relevans for din professionelle praksis.
- **Læs anmeldelserne:** Feedback fra andre fagfolk kan hjælpe med at afgøre, om arrangementet er relevant og af høj kvalitet.
- **Overvej logistikken:** Selvom indholdet er afgørende, skal du også overveje omkostninger, sted og format for arrangementet (personligt, online, hybrid).

Konferencer, webinarer og workshops spiller en vigtig rolle i efteruddannelsen af sundhedspersonale. For dem, der arbejder med brandsårspatienter, giver disse begivenheder en unik mulighed for at fordybe sig i fremskridt inden for området, udveksle ideer med kolleger og styrke deres færdigheder for at forbedre kvaliteten af den pleje, der tilbydes patienterne.

Betydningen af klinisk forskning: fremskridt og opdagelser

Klinisk forskning er drivkraften bag alle medicinske fremskridt. Den giver os mulighed for at tilegne os ny viden, udvikle nye behandlinger og forbedre eksisterende protokoller. Inden for brandsår er betydningen af klinisk forskning endnu mere afgørende, da det giver løfte om hurtigere heling, mindre invasive teknikker, mindre smerte og en bedre livskvalitet for patienterne.

1. Hvorfor er klinisk forskning vigtig?
   - **Forståelse af mekanismerne bag forbrændinger:** Forskning bidrager til at forbedre vores forståelse af de fysiologiske, immunologiske og cellulære reaktioner, der opstår under en forbrænding.
   - **Evaluering af behandlinger:** Takket være forskning er det muligt at evaluere effektiviteten og sikkerheden af nye behandlinger, lægemidler eller kirurgiske teknikker.
   - **Personaliserede tilgange:** Hver patient er unik, og klinisk forskning sigter mod at udvikle skræddersyede behandlinger, der er tilpasset den enkeltes specifikke behov.

2. Nylige fremskridt takket være klinisk forskning :
   - **Hudtransplantationer:** Udviklingen af avancerede hudtransplantationsteknikker, herunder brug af laboratoriedyrket hud, har revolutioneret behandlingen af brandsårsofre.
   - **Smertebehandling:** Studiet af nye analgetika og ikke-medicinske metoder, såsom virtual reality, har ført til bedre behandling af patienters smerter.
   - **Intelligente forbindinger:** Disse forbindinger, der er imprægneret med antibiotika eller i stand til at overvåge sårets hydrering, giver mere præcis overvågning og bedre heling.

3. Lovende opdagelser i horisonten :
   - **Celleterapi:** Brugen af stamceller til at regenerere beskadiget væv er et hurtigt voksende område.
   - **Nanoteknologi:** Brugen af nanopartikler til at levere lægemidler direkte til såret eller til at skabe forbindinger med unikke egenskaber har et stort potentiale.
   - **Bioprinting:** 3D-printning af hudvæv er et fascinerende forskningsområde med mulighed for at

skabe skræddersyede transplantater til hver enkelt patient.

4. Udfordringerne ved klinisk forskning :

- **Etik:** Alle kliniske forsøg skal udføres i overensstemmelse med etiske principper, der garanterer patienternes sikkerhed og velbefindende.
- **Finansiering:** Forskning kræver ressourcer, og finansiering er stadig en stor udfordring på trods af den kliniske forsknings vitale betydning.
- **Indførelse af nye metoder: Det** kræver tid og ressourcer at integrere fremskridt inden for forskning i den daglige kliniske praksis.

Klinisk forskning er uløseligt forbundet med udviklingen inden for behandling af patienter med alvorlige forbrændinger. Hver opdagelse og hvert fremskridt giver et glimt af håb til patienter, der ofte står over for intense smerter og betydelige udfordringer i deres helingsproces. Det er takket være forskningen, at medicinen fortsætter med at udvikle sig, innovere og forbedre livet for dem, der er afhængige af den.

Publikationer og specialtidsskrifter: Hold dig opdateret

I den dynamiske medicinske verden konfronteres sundhedspersonale konstant med ny information. Medicinske opdagelser, teknologiske fremskridt og ændringer i kliniske anbefalinger sker i et hurtigt tempo. For en sygeplejerske eller en anden fagperson, der arbejder med forbrændinger, er det ikke kun vigtigt at holde sig opdateret for at sikre kvalitet i plejen, det er også en etisk forpligtelse. Det er her, specialiserede publikationer og tidsskrifter kommer ind i billedet.

1. Hvorfor er specialiserede publikationer afgørende?
- **Opdatering af viden:** Tidsskrifter giver et overblik over den nyeste forskning, så fagfolk kan lære om nye teknikker, terapier eller lægemidler.
- **Peer-validering:** Studier udgivet i specialiserede tidsskrifter er generelt underlagt en peer review-proces, som garanterer kvaliteten og pålideligheden af informationen.
- **Tværfaglige udvekslinger:** Disse gør det muligt for eksperter at dele deres erfaringer, lære af hinanden og arbejde sammen om at forbedre patientplejen.

2. Nogle af de vigtigste tidsskrifter inden for forbrændinger:
- **"Burns":** Dette internationale tidsskrift dækker alle aspekter af forbrændinger, fra grundforskning til klinisk behandling.
- **"Journal of Burn Care & Research":** giver information om de seneste fremskridt inden for brandsårspleje og -rehabilitering.
- **"Annals of Burns and Fire Disasters": med** fokus på brandrelaterede katastrofer og deres medicinske konsekvenser.

3. Hvordan kan den nye information integreres i den daglige praksis?
- **Efteruddannelse:** Workshops, seminarer og konferencer baseret på nyere artikler gør det muligt at integrere ny viden direkte i klinisk praksis.
- **Diskussionsgrupper:** Regelmæssige møder med kolleger for at diskutere de seneste publikationer kan stimulere til berigende udvekslinger og praktiske anvendelser.
- **Moderne teknologier:** Digitale applikationer og platforme tilbyder nu resuméer, analyser og kommentarer til de seneste artikler, hvilket gør det lettere at få adgang til og forstå information.

4. De kommende udfordringer:

- **Mængden af information:** Overfloden af nye publikationer kan være overvældende. Det er vigtigt at lære, hvordan man filtrerer og prioriterer information.
- **Konstruktiv kritik:** Ikke alle artikler eller undersøgelser er klinisk relevante. Fagfolk er nødt til at udvikle et kritisk sind for at vurdere gyldigheden og anvendeligheden af information.

Specialiserede publikationer og tidsskrifter er en hjørnesten i den lægelige videreuddannelse. De repræsenterer en bro mellem klinisk forskning og den daglige virkelighed for patienten. For sygeplejersker og alt andet sundhedspersonale er regelmæssig, kritisk læsning af disse tidsskrifter et vigtigt skridt i retning af at sikre evidensbaseret pleje og imødekomme patienternes behov så effektivt som muligt.

Kapitel 14

UDTALELSER OG CASESTUDIER

Udfordringer og sejre: sygeplejerskernes historier

Lad os dykke ned i hjertet af brandsårsafdelingen, hvor hver dag er en blanding af intense udfordringer og personlige og professionelle triumfer. Bag hver forbinding, hver infusion, ligger en menneskelig historie. Gennem sygeplejerskernes historier kan du opdage dagligdagen for disse helte bag kulisserne, som kæmper med passion og dedikation for deres patienter.

1. Sarah: Vigtigheden af den første time

Sarah fortæller om sin første oplevelse med en patient, der har fået forbrændinger på mere end 60 % af kroppen. Den første time omtales ofte som "den gyldne time", da det er det øjeblik, hvor hurtig indgriben kan gøre hele forskellen. På trods af sin angst og presset lykkedes det Sarah at stabilisere sin patient, hvilket effektivt banede vejen for kirurgerne. Hun understreger behovet for løbende træning, som har givet hende selvtillid til at handle hurtigt og effektivt.

2. Benjamin: Udfordringen ved smerte

Benjamin fortæller om de gange, hvor han føler sig magtesløs over for sine patienters intense smerter. På trods af smertestillende medicin og opmærksom pleje forbliver smerten nogle gange uoverstigelig. Men det er i disse svære øjeblikke, at han har lært at tilbyde noget andet: et beroligende nærvær, en hånd at holde i, et opmærksomt øre. Nogle gange er den største sejr bare at være der.

3. Leïla: Usynlige sejre

Leïla taler om de sejre, der ikke altid er synlige udenpå, men som kan mærkes i sjælens dyb. Hun fortæller om en patient, hvis fysiske sår næsten var helet, men hvis følelsesmæssige ar stadig var uberørte. Ved at arbejde tæt sammen med psykologer og terapeuter var Leïla i stand til

at hjælpe sin patient med at finde styrken til at overvinde
sit traume.

4. Ahmed: Kraften i støtte
Ahmed understreger vigtigheden af teamwork på
brandsårsafdelingen. Hver patient er et fælles projekt, en
fælles mission. Sygeplejerskerne er ikke alene; de støttes
af et team af dedikerede fagfolk. Ahmed fortæller om de
gange, hvor han udmattet hentede styrke i støtten fra sine
kolleger og vendte udfordringer til fælles sejre.

5. Clémence: At genskabe håbet
For Clémence er den største sejr at se en patient genvinde
håbet. Hun fortæller historien om en ung mand, der efter en
alvorlig ulykke havde mistet lysten til at leve. Gennem
dedikeret pleje, konstant opmuntring og passende
rehabilitering så hun denne patient gradvist genvinde sin
livsglæde, hvilket symboliserer grunden til, at hun valgte
dette erhverv.

Disse historier er blot nogle få af mange, men de giver et
værdifuldt indblik i livet på en brandsårsafdeling. Hver
sygeplejerske, hvert sundhedspersonale har deres egne
udfordringer og triumfer, og de former historien om dette
meget specielle medicinske område dag for dag.

Historier om modstandsdygtighed:
patienter og deres rejser

Resiliens, evnen til at komme tilbage efter modgang, er ofte
kernen i livet for patienter på brandsårsafdelingen.
Forbrændinger, hvad enten de er utilsigtede eller
forsætlige, har en dybtgående effekt ikke kun på kroppen,
men også på sindet. Men med den rette støtte og usvigelig
beslutsomhed lykkes det mange patienter at overvinde
deres prøvelser og genopfinde sig selv. Gennem nogle

gribende historier opdager vi modet og udholdenheden hos disse ødelagte, men aldrig besejrede, sjæle.

1. Amélie: Renæssance efter ulykken

Amélie var på ferie med sin familie, da en dårligt kontrolleret grillfest udviklede sig tragisk. Hun blev forbrændt på 40 % af kroppen og måtte ikke kun klare den fysiske smerte, men også vænne sig til et nyt selvbillede. Takket være et omsorgsfuldt lægehold og en tæt knyttet familie er Amélie nu kommet videre med sit liv og bærer sine ar som en krigers ar.

2. David: Fra gade til renæssance

David var hjemløs, da han blev offer for et overfald, der efterlod ham slemt forbrændt. Han havde ingen familie, der kunne støtte ham, så teamet på brandsårsafdelingen blev hans nye familie. Ud over den fysiske pleje fik han psykosocial støtte, så han kunne genvinde sin selvtillid. I dag er David en aktiv forkæmper for hjemløses rettigheder og taler ofte om sin modstandsdygtighed for at inspirere andre.

3. Fatima: Krigsar og søgen efter identitet

Fatima kommer oprindeligt fra en konfliktzone og blev offer for et bombeangreb. Hun blev evakueret og anbragt i pleje, hvor hun ikke kun skulle komme sig over sine fysiske skader, men også overvinde krigstraumet. Hendes pleje blev suppleret med intens psykologisk støtte, og takket være solidariteten fra mange foreninger var hun i stand til at starte et nyt liv i et land med fred.

4. Julien: Jagten på tilgivelse

Julien blev forbrændt i en laboratorieulykke, da han var kemistuderende. Han følte skyld over sine egne skader og måtte lære at tilgive sig selv. Hans vej til helbredelse var lige så meget følelsesmæssig, som den var fysisk, og han understreger psykoterapiens afgørende rolle i sin rehabilitering. Nu er han lærer og underviser med passion og bruger sin historie som en lektion i modstandsdygtighed for sine elever.

5. Léa: Støtte som en søjle

Léa var stadig en baby, da hun blev offer for en husbrand. Hendes knuste forældre var nødt til at følge hende på vejen til helbredelse. Hendes mor fortæller om deres fælles rejse, om udfordringerne og tårerne, men også om sejrene og smilene. Léa er nu en tilfreds teenager, og hendes familie er et levende bevis på, at alt er muligt med kærlighed og støtte.

Disse unikke og inspirerende historier er en påmindelse om, at modstandsdygtighed er en styrke, der ligger i dvale i os alle. Den skal bare vækkes af håb, støtte og urokkelig beslutsomhed.

Erfaringer fra vanskelige situationer

Rejsen for en sygeplejerske på en brandsårsafdeling er brolagt med udfordringer. Hver patient har en unik historie, sin egen smerte og en indre kamp at kæmpe. Men det er også midt i disse øjeblikke af modgang, at sundhedspersonalet drager uvurderlige erfaringer, som skaber deres ekspertise og deres menneskelighed. Ved at fordybe os i de sværeste situationer, er her nogle af de tidløse lektioner, der er blevet lært.

1. Aktiv lytning er terapeutisk

Patienter, der har fået alvorlige forbrændinger, lider ikke kun af deres fysiske skader. Den følelsesmæssige og psykologiske smerte er lige så akut. At lytte opmærksomt, uden at dømme, kan give reel trøst og give patienterne mulighed for at sætte ord på deres frygt, håb og frustrationer.

2. Vigtigheden af tålmodighed

Helingen efter en alvorlig forbrænding er en lang og besværlig proces. Sygeplejersker skal lære at styre deres utålmodighed og give denne evne til at vente videre til deres patienter. Hver lille forbedring skal fejres, samtidig med at man forstår, at vejen frem vil være lang.

3. Fleksibilitet er afgørende

Hver forbrænding og hver patient er unik. Det, der virker for den ene, virker måske ikke for den anden. Sygeplejersker skal være parate til at tilpasse sig, improvisere og finde kreative løsninger på uventede udfordringer.

4. Tværfagligt samarbejde er nøglen

Behandling af brandsårsofre kræver en holistisk tilgang. Fra kirurgi til fysioterapi og psykologisk støtte spiller alle fagfolk en afgørende rolle. At lære at arbejde som et team, respektere hinandens ekspertise og kommunikere effektivt er vigtige lektioner.

5. Bevarelse for bedre pleje

Stillet over for daglig smerte og lidelse kan sygeplejersker føle sig overvældede. De lærer hurtigt, hvor vigtigt det er at passe på sig selv, genkende tegnene på udbrændthed og søge støtte, når det er nødvendigt.

6. Fejr enhver sejr, uanset hvor lille den er.

I det ofte anspændte miljø på en brandsårsafdeling er det vigtigt at holde fast i de positive øjeblikke. Hver heling, hvert smil, hvert skridt mod helbredelse er en sejr, der skal fejres.

7. Menneskeheden først

Ud over teknikker, medicin og procedurer er det medmenneskelighed, der forbliver indgraveret i sygeplejerskens sind. Medfølelse, empati og respekt er grundpillerne i plejen.

I sidste ende er enhver vanskelig situation en mulighed for at lære og vokse. Disse erfaringer, som nogle gange er hårdt tilkæmpede, er det fundament, som den fremragende brandtjeneste hviler på.

4. Uddannelse og rådgivning

Sygeplejersker spiller, med støtte fra plastikkirurger, en vigtig rolle i patientuddannelsen. De informerer dem om de kommende stadier, de forholdsregler, de skal tage, helingsprocessen og besvarer deres spørgsmål. Denne fase er afgørende for at berolige patienterne og forberede dem på resten af deres behandling.

5. Gennemgang af sager og diskussioner

Kompleksiteten i brandsårssager kræver ofte tværfaglige gennemgange. Sygeplejersker og plastikkirurger mødes regelmæssigt for at diskutere tilfælde, dele observationer og justere behandlingsplaner.

6. Videreuddannelse

Plastikkirurgi er et område i konstant udvikling. Derfor er sygeplejersker ofte nødt til at uddanne sig for at holde sig ajour med de nyeste teknikker og opdagelser. Plastikkirurger kan spille en vigtig rolle ved at dele deres viden og uddanne teams.

Kort sagt er forholdet mellem brandsårssygeplejersken og plastikkirurgen symbiotisk. Hver især bidrager de med deres færdigheder, knowhow og passion til helbredelsen af patienterne. Sammen udgør de et solidt team, der er i stand til at overvinde de mest komplekse udfordringer.

Samarbejde med fysioterapeuter og ergoterapeuter

Når en patient rammes af alvorlige forbrændinger, er genoptræningen ofte en tværfaglig proces, hvor hver fagperson yder sit eget bidrag. Blandt disse fagfolk spiller fysioterapeuter og ergoterapeuter en grundlæggende rolle, idet de arbejder hånd i hånd med sygeplejersker for at sikre den fysiske og funktionelle rehabilitering af patienterne.

1. Indledende pleje og vurdering

Så snart patienten er indlagt, arbejder sygeplejersken tæt sammen med fysioterapeuten for at vurdere omfanget og sværhedsgraden af forbrændingerne samt den potentielle indvirkning på mobiliteten. Ergoterapeuten vurderer patientens funktionsevne, især med hensyn til aktiviteter i dagligdagen.

2. Forebyggelse af eftervirkninger

Når forbrændingerne heler, kan de føre til kontrakturer og stive led. Fysioterapeuten griber ind for at sikre optimal bevægelighed i de berørte led, mens sygeplejersken sikrer, at huden er ordentligt hydreret og elastisk ved hjælp af topiske behandlinger.

3. Funktionel genoptræning

Ergoterapeuten er ansvarlig for at lære patienten at udføre hverdagsopgaver igen, såsom at klæde sig på, spise og skrive. Dette samarbejde er afgørende for, at patienterne kan genvinde deres uafhængighed og leve bedre med eftervirkningerne af deres skade.

4. Tilpasning af ortoser

For nogle patienter kan ortoser være nødvendige for at forebygge eller behandle deformiteter. Ergoterapeuten afgør i samarbejde med sygeplejersken behovet, typen og tidspunktet for brugen af disse hjælpemidler.

5. Smertebehandling

Fysioterapeuten tilbyder ofte ikke-medicinske løsninger til smertebehandling, såsom specifikke øvelser eller afslapningsteknikker. Sygeplejersken kan på sin side justere den medicinske behandling i henhold til feedback fra fysioterapeuten og patientens behov.

6. Langsigtet opfølgning

Selv efter udskrivelsen fra hospitalet stopper samarbejdet ikke. Sygeplejersker, fysioterapeuter og ergoterapeuter arbejder ofte sammen om at give opfølgende pleje i hjemmet, for at sikre, at patienten fortsætter med at gøre fremskridt og for at tilpasse plejen, efterhånden som situationen udvikler sig.

7. Uddannelse og rådgivning

De tre fagfolk spiller en afgørende rolle i patientuddannelsen. De tilbyder praktiske råd, teknikker til en bedre dagligdag og ressourcer, der hjælper dem med bedre at forstå og håndtere deres skader.

Samarbejdet mellem sygeplejersken, fysioterapeuten og ergoterapeuten er en værdifuld alliance, der sigter mod patientens optimale velbefindende. Hver fagperson har sit eget speciale, men det er gennem deres fælles arbejde, at de gør det muligt for patienten at vende tilbage til et så normalt liv som muligt efter et så alvorligt traume som en stor forbrænding.

Vigtigheden af kommunikation med familien

Kommunikation med familien er kernen i plejen af brandsårspatienter. Disse ofte traumatiske skader efterlader ikke kun fysiske ar, men også følelsesmæssige, både for patienten og for deres kære. Som sygeplejerske på en brandsårsafdeling er evnen til at etablere et tillidsforhold til familien lige så vigtig som den direkte pleje af patienten.

1. Beroligelse i kritiske øjeblikke

Når en patient med alvorlige forbrændinger bliver indlagt på hospitalet, er familien ofte overvældet af frygt og angst.

De første par timer er afgørende for at etablere en dialog. Sygeplejersken skal give klar information om patientens tilstand, kommende procedurer og prognose. Denne gennemsigtighed er med til at berolige familien og **forberede** dem på **de udfordringer, der venter forude.**

2. Deling af fremskridt og udfordringer

Helbredelse af brandsår er en lang proces, ofte fyldt med komplikationer. At holde familien regelmæssigt informeret om fremskridt, men også om forhindringer, er afgørende for at opretholde et tillidsforhold. Det giver familien mulighed for at forstå plejeforløbet, forberede sig mentalt og justere deres støtte i overensstemmelse hermed.

3. Følelsesmæssig og psykologisk støtte

Sygeplejerskens rolle er ikke begrænset til medicinsk kommunikation. Det er vigtigt at lytte til de pårørendes bekymringer, frygt og tvivl. At henvise dem til professionelle, såsom psykologer eller støttegrupper, kan være gavnligt for at hjælpe dem med at håndtere stress og følelsesmæssigt chok.

4. Træning og uddannelse

Når patienten nærmer sig udskrivelsen, spiller sygeplejersken en afgørende rolle i at uddanne familien. Det indebærer at træne dem i hjemmepleje, i at genkende tegn på komplikationer og i patientens specifikke behov med hensyn til ernæring, hygiejne og motion.

5. Fremme af familieinddragelse

At opmuntre familien til at tage aktiv del i plejen kan forbedre patientens oplevelse. Uanset om det er at hjælpe med mobilisering, deltage i fysioterapi eller bare være til stede i den daglige pleje, er deres engagement en kilde til opmuntring og trøst for patienten.

6. Respekter familiedynamikken

Hver familie er unik. Sygeplejersker skal respektere kulturelle, religiøse og individuelle forskelle, samtidig med at de sikrer, at patientens behov er i højsædet.

Kommunikation med familien er ikke bare en professionel forpligtelse, men en menneskelig nødvendighed. Ved at opdyrke et solidt forhold til deres kære letter sygeplejerskerne patientens bedring, samtidig med at de tilbyder vigtig støtte til dem omkring dem. Denne tovejskommunikation er hjørnestenen i holistisk pleje, hvor følelsesmæssigt og psykologisk velvære er lige så vigtigt som fysisk sundhed.

Kapitel 16

KARRIEREUDVIKLING I BRANDSÅRSBEHANDLING

Uddannelse og specialisering

I nutidens evigt foranderlige medicinske verden er efteruddannelse og specialisering blevet normen for sundhedspersonale, især dem, der arbejder inden for så krævende og specifikke områder som brandsårspleje. For sygeplejersker er det vigtigt, ikke kun for at yde den bedst mulige pleje, men også for at gøre fremskridt i deres karriere.

1. Indledende træning

Alle sygeplejersker begynder med en grunduddannelse, der dækker det grundlæggende i sygepleje. Men for at arbejde på en specialiseret afdeling, som f.eks. en brandsårsafdeling, kræves der yderligere uddannelse, som normalt gives af hospitalet eller en tilknyttet institution, for at gøre dem fortrolige med de procedurer og teknikker, der er specifikke for dette område.

2. Specialisering

Der findes postgraduate træningsprogrammer for dem, der ønsker at specialisere sig i brandsårsbehandling. Disse programmer dækker avancerede plejeteknikker, forbrændingers patofysiologi, smertebehandling og kommunikation med patienter og deres familier.

3. Løbende træning

Medicin og plejeteknikker udvikler sig hurtigt. For at holde sig opdateret er sygeplejersker nødt til at deltage i efteruddannelse. Uanset om det er gennem workshops, webinarer, konferencer eller kurser, er disse læringsmuligheder afgørende for at opretholde og forbedre kvaliteten af plejen.

4. Forskning og publikationer

Ved at deltage i kliniske undersøgelser eller skrive artikler til specialiserede tidsskrifter kan sygeplejersker udvide deres viden, samtidig med at de bidrager til udviklingen af disciplinen.

5. Professionelle certificeringer
At opnå certificering inden for specifikke områder, såsom smertebehandling eller rekonstruktiv kirurgi, kan ikke kun hæve en sygeplejerskes kompetenceniveau, men også styrke deres professionelle troværdighed.

6. Professionelle netværk
Medlemskab af faglige foreninger eller specialegrupper kan give utallige fordele, fra netværk og adgang til uddannelsesressourcer til forsvar af specialsygeplejerskers rettigheder og interesser.

Uddannelse og specialisering er en løbende proces, der kræver dedikation, passion og engagement. For sygeplejersker er det en uendelig søgen efter ekspertise, der ikke kun garanterer bedre kvalitet i plejen af patienterne, men også en givende og tilfredsstillende karriere. Nøglen er at forblive nysgerrig, åben for innovation og altid klar til at lære.

Håndtering af stress og forebyggelse af udbrændthed

Sygeplejefaget, især på specialiserede afdelinger som f.eks. brandsårsafdelingen, er stressende af natur. Stillet over for ofte dramatiske situationer skal sygeplejerskerne forblive professionelle, omsorgsfulde og effektive, samtidig med at de håndterer deres egne følelser. Det er derfor afgørende at genkende tegnene på stress, forstå årsagerne og indføre strategier for at forebygge udbrændthed.

1. Forståelse af oprindelsen til stress
Stress kan have flere årsager:

- **Følelsesmæssige krav**: At se patienter lide hver dag, nogle gange uden håb om hurtig bedring, er følelsesmæssigt belastende.
- **Arbejdsbyrde**: Det store antal patienter, administrative opgaver og uregelmæssige arbejdstider kan være en kilde til stress.
- **Kompleks pleje**: Brandsårspatienter kræver kompleks pleje og konstant overvågning.
- **Interaktioner**: Kommunikation med patienternes familier, kirurger eller andet medicinsk personale kan være en kilde til spændinger.

2. At genkende advarselstegnene på udbrændthed

Udbrændthed sker ikke fra den ene dag til den anden. Advarselstegn som vedvarende træthed, irritabilitet, nedsat jobtilfredshed, søvnforstyrrelser og depressive symptomer bør få alarmklokkerne til at ringe.

3. Etablering af tilpasningsmekanismer
- **Balance** mellem **arbejde og fritid**: Det er vigtigt at trække en klar grænse mellem arbejdstid og fritid for at genoplade batterierne.
- **Regelmæssige pauser**: Korte pauser i løbet af dagen hjælper dig med at slappe af og reducere spændinger.
- **Social støtte**: At tale med kolleger, venner eller familiemedlemmer kan hjælpe med at lindre stress.

4. Professionelle strategier
- **Supervision og mentoring**: Det kan være en stor fordel at have en mentor eller supervisor, som man kan diskutere vanskelige sager med.
- **Løbende træning**: Træning kan give nye teknikker eller perspektiver til at håndtere stressede situationer.

5. Pas på dig selv
- **Fysisk aktivitet**: Hjælper med at reducere stress og forbedre den mentale sundhed.

- **Meditation og afslapning**: Disse teknikker hjælper med at håndtere stress og angst.
- **Professionel rådgivning**: Psykologer eller terapeuter kan tilbyde skræddersyede strategier til håndtering af stress.

Stresshåndtering og forebyggelse af udbrændthed er ikke luksus, men en nødvendighed for alt sundhedspersonale. At passe på sig selv betyder også at kunne passe på andre på den bedst mulige måde. Så det er vigtigt at lytte til sig selv og sine følelser og ikke tøve med at søge hjælp, når man har brug for det.

Deltagelse i forskning og innovation

Den medicinske verden er i konstant udvikling, drevet af hidtil usete teknologiske og videnskabelige fremskridt. For sygeplejersker med forbrændinger er det at blive involveret i forskning og innovation ikke kun en mulighed for faglig berigelse, men også en chance for at forbedre kvaliteten af den pleje, der tilbydes patienterne. Her er, hvordan en sygeplejerske kan spille en aktiv rolle i dynamikken inden for forskning og innovation.

1. Forstå vigtigheden af sygeplejeforskning
   - **Fordele for patienterne**: Målet med forskningen er at forbedre plejemetoderne, hvilket resulterer i bedre patientpleje.
   - **Bidrag til professionen**: At deltage i forskning beriger sygeplejeområdet, forbedrer plejernes rolle og styrker deres position i det tværfaglige medicinske team.
2. Uddannelse i forskningsmetodologi
   - **Workshops og undervisning**: Mange institutioner tilbyder undervisning i forskningsmetoder, artikelskrivning og forskningsetik.

- **Tværfagligt samarbejde**: At arbejde sammen med forskere fra andre specialer kan give et berigende perspektiv og udvide sygeplejerskernes færdigheder.

3. Deltage i kliniske forsøg

- **Rekruttering af patienter**: Sygeplejerskens nærhed til patienterne kan spille en afgørende rolle for deres inklusion i kliniske forsøg.
- **Dataindsamling**: Sygeplejersker er ofte involveret i dataindsamling og analyse takket være deres indgående kendskab til patientforløbet.

4. Samarbejde med medicinalindustrien

- **Evaluering af nyt udstyr**: Producenter af medicinsk udstyr beder jævnligt plejepersonale om at teste og evaluere nyt udstyr.
- **Deltagelse i messer og konferencer**: Det er en mulighed for sygeplejersker for at opdage de seneste innovationer, men også for at dele deres ekspertise med branchefolk.

5. Bidrage til publikationer

- **Skrive artikler**: Ved at dele dine erfaringer, studier eller tanker i specialiserede tidsskrifter bidrager du til at fremme viden inden for området.
- **Kritisk læsning**: Sygeplejersker kan også blive bedt om at vurdere kvaliteten og relevansen af artikler, der er indsendt til faglige tidsskrifter.

6. Tilskyndelse til en kultur af innovation i teamet

- **Diskussioner og brainstorming**: Teammøder er en fantastisk mulighed for at dele innovative ideer og feedback.
- **Videnskabelig overvågning**: Ved at holde øje med de seneste publikationer, undersøgelser og konferencer kan du holde dig opdateret og hurtigt indarbejde best practice.

Sygeplejersker har i kraft af deres centrale position i patientplejen et unikt syn på behov og udfordringer i plejen. Dette perspektiv er afgørende for forskning og innovation.

Ved at spille en aktiv rolle er sygeplejersker med til at udvikle praksis til gavn for patienterne, professionen og det medicinske samfund som helhed.

143

Kapitel 17

KONKLUSION: SYGEPLEJERSKEN, HÅBETS VOGTER OG HELBREDELSE

Afdelingens succeser og udfordringer

Arbejdet på brandsårsafdelingen er en øvelse, der konstant veksler mellem øjeblikke af stor tilfredshed og ofte formidable udfordringer. Det er et sted, hvor menneskeliv konstant er i balance, hvor hver gestus tæller, og hver beslutning kan have varige konsekvenser. Lad os fordybe os i denne verden af kontraster for at opdage de succeser, der inspirerer, og de udfordringer, der motiverer os til konstant at forbedre os.

Succeshistorier: Vidnesbyrd om en modstandsdygtig styrke

1. Spektakulære redninger:
Der er disse tilfælde, disse historier om patienter, der ankom med meget dårlige prognoser, men som takket være teamets ekspertise ikke bare har overlevet, men også har genvundet livskvaliteten. Disse succeshistorier er levende påmindelser om virkningen af det arbejde, der udføres på afdelingen.

2. Innovation og anvendelse af nye teknikker:
Indførelsen af nye metoder, hvad enten det drejer sig om hudtransplantationer, forbindinger eller behandlinger, viser afdelingens evne til at udvikle sig og indarbejde best practice for at forbedre plejen.

3. Sammenhold i teamet:
I ofte vanskelige situationer er teamets sammenhold en præstation i sig selv. Denne professionelle solidaritet er afgørende for at overvinde vanskeligheder.

4. Professionel anerkendelse:
Brandsårsafdelingens bidrag anerkendes regelmæssigt på konferencer, kurser og i specialiserede publikationer, der

fremhæver kvaliteten af den pleje og forskning, der udføres.

Udfordringerne: At søge bedre pleje
1. Smertebehandling:
Smerter er en konstant følgesvend for patienter med alvorlige forbrændinger. På trods af fremskridt er smertebehandling stadig en udfordring, når man skal finde en balance mellem effektiv lindring og bivirkninger ved medicin.

2. Forebyggelse af infektioner:
Infektioner er en konstant trussel for brandsårspatienter på grund af den ødelagte hudbarriere. At sikre et sterilt miljø og hurtigt behandle enhver infektion er en daglig kamp.

3. Psykologisk støtte:
Ud over den fysiske pleje er psykologisk pleje af patienter og deres familier afgørende i betragtning af det traume, som forbrændinger medfører, og de udfordringer, der er forbundet med rehabilitering.

4. Begrænsede ressourcer:
Som i mange specialiserede tjenester er ressourcerne - hvad enten de er menneskelige, materielle eller økonomiske - ofte begrænsede og kræver konstant optimering.

5. Efteruddannelse:
Den medicinske verden ændrer sig hurtigt, og det er en udfordring i sig selv at holde sig ajour med de nyeste teknikker, forskning og innovationer.

Hver dag oplever brandsårsafdelingen succeser, der styrker overbevisningen om, at missionen er fuldført, men den konfronteres også med udfordringer, der presser den til at gå endnu længere i sin fremragende pleje. Denne dobbelthed, mellem at fejre sejre og konfrontere forhindringer, afspejler en profession, der er dedikeret til livet i al dets kompleksitet og skønhed.

Inspirerende vidnesbyrd sygeplejersker og patienter

Marie, sygeplejerske i 10 år på brandsårsafdelingen:
"Da jeg blev ansat på denne afdeling, vidste jeg ikke rigtig, hvad jeg kunne forvente. Jeg blev overrasket over den kompleksitet og strenghed, der er forbundet med at tage sig af brandsårspatienter. Men det, der slog mig mest, var de intense øjeblikke af menneskelighed. Jeg så patienter, der på trods af uudholdelige smerter udviste en utrolig modstandskraft. Jeg så familier finde sammen med styrke og håb. Og gennem alt dette har jeg lært den sande essens af min profession: ikke kun at behandle, men også at ledsage, støtte og være vidne til disse små hverdagsmirakler."

Lucas, offer for en gaseksplosion, patient :
"Efter ulykken kunne jeg ikke længere genkende mig selv i spejlet. Fysisk og mentalt var jeg knust. Men så snart jeg ankom til hospitalet, var jeg omgivet af et dedikeret og omsorgsfuldt team. Sygeplejerskerne var mine søjler, mine vejvisere gennem denne prøvelse. Deres empati, tålmodighed og dygtighed gjorde hele forskellen. I dag bærer jeg mine ar som æresbevisninger, påmindelser om den kamp, jeg kæmpede med hjælp fra et enestående team."

Julien, sygeplejerske med speciale i rekonstruktiv kirurgi:
"Hver dag står vi over for enorme udfordringer. Men det, der motiverer mig, er at se disse patienter, som har mistet alt, gradvist komme tilbage til livet. At hjælpe dem med at genvinde deres selvværd og selvtillid kræver tid, lytning og

en masse kærlighed. Og når de kommer tilbage, måneder eller år senere, for at vise os deres fremskridt, deres nye liv, siger jeg til mig selv, at alle anstrengelserne har været det hele værd."

Sophie, der blev forbrændt i en ulykke i hjemmet, er tålmodig:
"Jeg var vred på mig selv, på verden. Hvorfor var jeg vred på mig selv? Men takket være lægeteamet lærte jeg at omdanne den vrede til positiv energi. Sygeplejerskerne lærte mig at omfavne mit nye image, at se det som en styrke snarere end en svaghed. De var meget mere end bare plejere. De var mine terapeuter, mine fortrolige, mine venner."

Léa, intensivsygeplejerske :
"De sværeste dage er dem, hvor vi på trods af alle vores anstrengelser ikke kan redde en patient. På de dage vejer vægten af vores ansvar tungt på os. Men det, der holder mig i gang, er at tænke på alle de mennesker, vi har hjulpet, alle de liv, vi har berørt. Og jeg indser, at hvert smil, hver tak, hver tåre er bevis på, at vores arbejde har en dyb mening."

Disse vidnesbyrd afspejler den barske virkelighed, men også skønheden og styrken på brandsårsafdelingen. De illustrerer den dybe forbindelse mellem plejere og patienter, og tjener som en påmindelse om den afgørende betydning af empati, ekspertise og beslutsomhed i helbredelsesrejsen.

En vision for fremtiden:
Innovation og løbende forbedringer

Den medicinske verden er i konstant udvikling, og hvert årti bringer nye opdagelser, teknikker og innovationer. Brandsårsbehandling er ingen undtagelse. Behandlingen af brandsårspatienter, der engang primært fokuserede på overlevelse, er gradvist blevet udvidet til at omfatte en mere global vision om rehabilitering, velvære og livskvalitet.

Banebrydende teknologier :
Teknologiske fremskridt revolutionerer den måde, forbrændinger behandles på. 3D-printere gør det f.eks. nu muligt at skabe personlige hudtransplantater, der optimerer helingen og reducerer risikoen for afstødning. Intelligente forbindinger, der er i stand til at frigive medicin på en kontrolleret måde eller overvåge sårets tilstand i realtid, er også på forkant med transformationen af plejen.

Holistisk tilgang :
Fremtiden byder også på en mere holistisk tilgang til pleje. I erkendelse af, at forbrændinger ikke kun påvirker kroppen, men også sindet, er der flere og flere initiativer, der integrerer psykologi, fysioterapi, kunstterapi og andre former for komplementær pleje for at tilbyde holistisk helbredelse.

Forskning og internationalt samarbejde :
Det internationale samarbejde intensiveres, og sundhedspersonale deler i stigende grad deres teknikker, opdagelser og bedste praksis. Disse udvekslinger fører til en løbende forbedring af den pleje, der tilbydes patienterne. De store verdenskongresser om forbrændinger vidner om dette ønske om at samle færdigheder og bevæge sig fremad sammen.

Efteruddannelse :
For at holde sig på forkant skal sygeplejersker og alt andet plejepersonale hele tiden lære nyt. Løbende træningsprogrammer, simulationer og specialiserede kurser er alle måder at sikre, at hver patient drager fordel af de bedste teknikker og tilgange, der findes.

At lytte til patienten :
Medicinen bevæger sig i stigende grad i retning af at lytte mere til patienten. Patienter, som tidligere var passive, bliver nu aktive medspillere i deres egen helbredelse, og deres følelser, behov og forslag bliver integreret i behandlingsprocessen.

Så fremtiden for brandsårsbehandling er fuld af løfter. Med en kombination af teknologisk innovation, en holistisk tilgang og grænseløst samarbejde ser fremtiden lys ud, når det gælder om at give brandsårspatienter en ny chance, et liv fuld af muligheder og håb.